JN057056

現場から学ぼう！

看護師のための多職種連携攻略本

監修　中山祐次郎
（総合南東北病院 外科）
編集　須藤　誠
（獨協医科大学日光医療センター
リハビリテーション部）
著　メディッコ

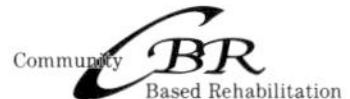

監修のことば

看護師とはオーケストラの指揮者である

病院で働き出すとすぐに気づくことがある。それは、「患者さんの治療の中心にいるのは医者ではなく、看護師である」ということだ。一見、医者がすべてを握っているようだが、実はごく一部しか関わっていない。時間で言えば、病棟看護師の 10%も患者さんと話さない。朝と夕方に慌ただしくカーテンを開け、一言聞いたらすぐに去っていく。なるべく訴えを聞かないようにしようとしているみたいな医者もいる。ギクッ。と、とにかく時間がない。トイレも昼ご飯も我慢しているのだ。

だから、患者さんの抱える問題点を見つけ、あれこれを進めるのは看護師なのだ。看護師は大変だ。医師の指示を引き出しつつ、PT などリハビリスタッフにリハビリをお願いし、薬剤師と内服薬を整理し、ST に嚥下を尋ね、管理栄養士と食事形態を相談し、シリンジポンプの不調で ME に連絡する。医者の「退院調整すすめて」の一言で、患者家族や家の構造から問題を洗い出し、患者さんと MSW と協同で在宅か転院かを考える。

そう、看護師とは、まるで多くの楽器パートをまとめながら一つのハーモニーを奏でる、オーケストラの指揮者なのだ。指揮者は、バイオリンもトランペットも太鼓もすべての楽譜を読み、暗記しているという。看護師は、多くの職種のスペシャリティを理解し、引き出しながら、全体として協調させ、患者さんの自立・退院という終章へと導く。

この本には、さまざまな楽器の譜面の読み方、奏者のクセや得意技、そして「それだけは言われたくない」が満載されている。さらに本物の交響曲のような実例が、読んだ翌日にでも「使える」形で書かれている。脳卒中、骨折、心不全、大腸がん術後。おまけに数々の（何をやっているのかよくわからない）委員会も、読みやすい会話の形で載せられている。誰に、何を、どう相談するのか。本書を読めば一目瞭然だ。

監修などというエラそうな立場で、一人目の読者になった幸運に感謝しつつ、アフリカのことわざを引用し監修のことばとさせていただく。

“速く行きたいなら一人で行け、遠くへ行きたいならみんなで行け”

2021 年 4 月

外科医・作家
中山祐次郎

はじめに

ご挨拶

本書を手に取っていただきありがとうございます。本篇に入る前にメディッコ、そして多職種連携について、少しばかり私の思いを綴らせていただきます。

まずは自己紹介から。はじめまして、メディッコ発起人、そして現顧問の宮座です。臨床工学技士の資格を持ち、前職では大学病院にて、手術室や心臓カテーテル室などで循環器をメインに従事しました。その後退職し、現在はライター・編集者として、臨床の外から医療に関わっています。

さて、あなたは「多職種連携」という言葉を聞き、何をイメージするでしょうか。「難しそう」、「ハードルが高そう」、「実際に何から始めたらよいかわからない」など、このように想像した方もいるかもしれません。

少々難しく考えがちな多職種連携ですが、あなたの職場の中には、業務やコミュニケーションを円滑に進めるためのヒントがたくさんあります。本書では、様々な医療職が連携する様をマンガを交え、わかりやすくお見せしながら、シチュエーションごとに各職種が何を考えているのかを紹介しています。

メディッコを立ち上げた思い

メディッコは 2018 年 8 月に発足した任意団体です。現在は 21 名で活動しており、日々、多職種連携への学びを深めています。多くの方の力をお借りしながら、活動は早くも 4 年目を迎えます（2021 年 4 月現在)。

メディッコを立ち上げるに至った経緯は、自身の新人時代の経験から。当時、在籍した病院の心臓カテーテル室（以下、カテ室）では、臨床工学技士の配置は１人。

プリセプターと呼ばれる指導者がいない中で、カテ室の一員として一人前になるまで指導してくれたのが、他職種である放射線技師や看護師、医師。その時得た経験は、私の医療者としての礎を築いたと言っても過言ではなく、臨床を離れてもなお、他職種を頼りに業務に励んだことを思い出していました。

さて、ライターに転職後しばらくして、SNS で他職種が悩みを抱えているのに気づきました。内容は様々。そこには、他職種でありながら共感できるものが多くあります。

「みんな誰かに悩みを聞いてほしい、助言をもらいたいのだろう……。」そんなことを思った時、看護師向けのサイト、理学療法士や作業療法士向けのサイトは目にするものの、多職種を対象するメディアがないことに気づきました。そこでひらめきます。

「コメディカルに多い悩みは、コメディカル同士で解決すればいいのでは？」

と。そこから立ち上げまではあっという間です。

メディッコという多職種のメディアを作りたいと発信したところ、現代表の喜多さんのアプローチを受け、コアメンバーを集め、名前を決め、準備しリリース。メディアリリースまでのスピード感はこのメンバーでなければ、成し得なかったでしょう。メディッコメンバーに改めて感謝いたします。

そうして今もなお、進化し続けているのがメディッコです。全国各地にいるメンバーと書籍出版に至るのは非常に感慨深く、私一人では到底できなかったでしょう。

多職種連携の問題は、多職種で共有し、多職種で解決する

冒頭でも述べましたが、多職種連携は難しいイメージ、堅苦しいイメージを持ちがちです。しかしながら、専門性を生かしたチーム医療の重要性を唱えられる昨今では、避けては通れない分野でもあります。

１つ例を挙げましょう。

『あなたは新人の医療者です。多職種が集まり患者さんの治療を行っています。現場では自分の役割をそつなくこなしているものの、同じ時間に多職種が何をしているのかわかりません。こんな時、あなたはどうしますか？』

「同職種の先輩に聞く」これも正解の１つでしょう。

では、「タイミングを見計らって同じ空間にいる他職種に聞いてみる」これはどうでしょうか。

……これも正解。他職種に質問すれば、今までにない別の視点を得るかもしれません。

現場では患者さんや職場環境を思うあまり、他職種・同職種間でしばしば意見の対立が起こります。そんな時、他職種のことを理解し、問題を共有することで解決へと向かうかもしれません。

これは同職種にも言えること。職種は同じでも専門分野は多岐にわたります。お互いを知ることで患者さんへのパフォーマンスはさらに良くなるでしょう。

多職種連携とは「それぞれの専門職が、共有した目標に向けてともに働くこと」。相手のことを理解しようとし、ともに掲げた目標に向かって進むのは新人でもできます。まずは、普段話す機会のないあの人に、声をかけるところからはじめてみませんか？

これから医療職場で働く皆さんへのメッセージ

あなたの抱く理想の医療者像はどんな人物でしょうか？

医療現場に出た時、理想とのギャップに落ち込むこともあるでしょう。そんな時励ましてくれるのが患者さんからの感謝の言葉や、家族、同僚の存在です。

ともに業務に励む仲間は、ときに頼れる存在になることもあれば、意見の食い違いからムッとすることもあるでしょう。だからこそ、多職種連携を大切にしてほしいのです。

「なぜあの時、その対応だったのか」

「あの時、こうしておけばよかった……」

入職してしばらくすると、きっとそう思う場面に出くわします。

多職種連携を知るに遅いも早いもありません。ぜひメディッコと一緒に学んで行きましょう。

この本を手に取ったあなたが、少しでも多職種連携の実践に興味を持つことを願って。

2021年4月

メディッコ

宮座美帆

まえがき

自己紹介

本書を手に取っていただき、ありがとうございます。
私は本書の編集・執筆を担当した作業療法士の須藤と申します。

私は生まれも育ちも栃木県で、大学も就職も他県に出たことはありません。私は子どもの頃から本とゲームが大好きで、夢中になると食事の時間をも惜しむほどでした（もちろん、よく親に怒られました）。中学に入ってからは小説や新書も読むようになり、活字から想像される偶像が、映像やイラストを超越する経験に心を躍らせたこともありました。

本を書くことは、私の人生においてかけがえのない夢でした。

私は平凡で、田舎に住むどこにでもいる作業療法士の一人です。これといった派手やかな資格もなく、輝かしい経歴もございません。毎日、いつもと変わらない通勤路を走り、仕事をし、帰路が記憶に残らないほどに自動化された習慣を繰り返しています。

そんな私が今、景色の変わらない田舎で、窓ガラスからの冷気を感じながらキーボードを叩いています。私がどうして本書の執筆をすることになったのか、それには不思議なご縁とタイミングの重なりがありました。

多職種連携で起こしてきた失敗の数々

私は 10 年と少しの作業療法士人生を、病院で過ごしています。

入院された方々と関わるにあたって、作業療法士一人でできることには限りがあります。例えば、脳梗塞を起こした方の半身に運動麻痺が生じた場合、起き上がること、立ち上がることだけではなく、トイレでズボンを上げ下ろすこと、ボタンを留めるのに衣服を押さえることができなくなります。この時、私たち作業療法士は必要な動作ができるための工夫と動作練習、そして環境整備を同時並行的に行います。

ある時、私は考えうる限りで必要な訓練と環境整備を行い、「よし、これで完璧」と思いながらその場を後にしました。

しかし、次の日を迎えると、多くの問題が出ていたのです。

・とある看護師から「変な手すりが付いてたんだけど、どういうこと？」
・別の看護師からは「あの人、寝てばかりで動かないんだけど？」
・また別の看護師からは「夜にいきなりベッドから起きようとして危なかったわ」

なぜでしょうか。私が考えうる限り、限られた時間（疾患別リハ 3 単位 60 分）で必要な動作方法を伝え、実際に練習し、必要な環境も整備しました。何をどうすれば解決するのでしょうか。

答えは単純です。

私は 60 分**しか**関われていなかったのです。この時は自分が関わることのできる時間だけが、自分の仕事だと思っていました。それ以外の 23 時間をどう過ごすか、どう工夫すべきかについて自分の考えが及んでいませんでした。

そしてこの時初めて、多職種連携の重要性を痛感したのです。

私は多職種連携における数々の失敗経験から、多職種連携を円滑に進めることに関心を持ち続けていました。それは自らの職場内に留まらず、全国津々浦々の他職種がどう考え、どう行動しているのかを知りたいという渇望から、毎年何かしらの学会に参加したほどです。そこでは、作業療法士が他職種とど

Mission 4・様々なチームで多職種連携をしよう

Mission 5・患者ファーストを実践しよう

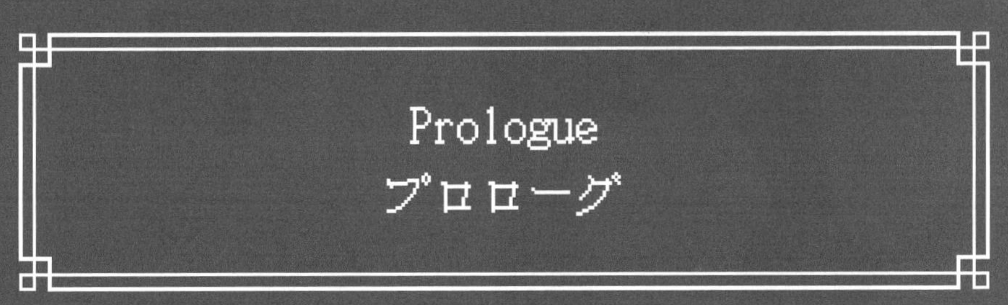
Prologue
プロローグ

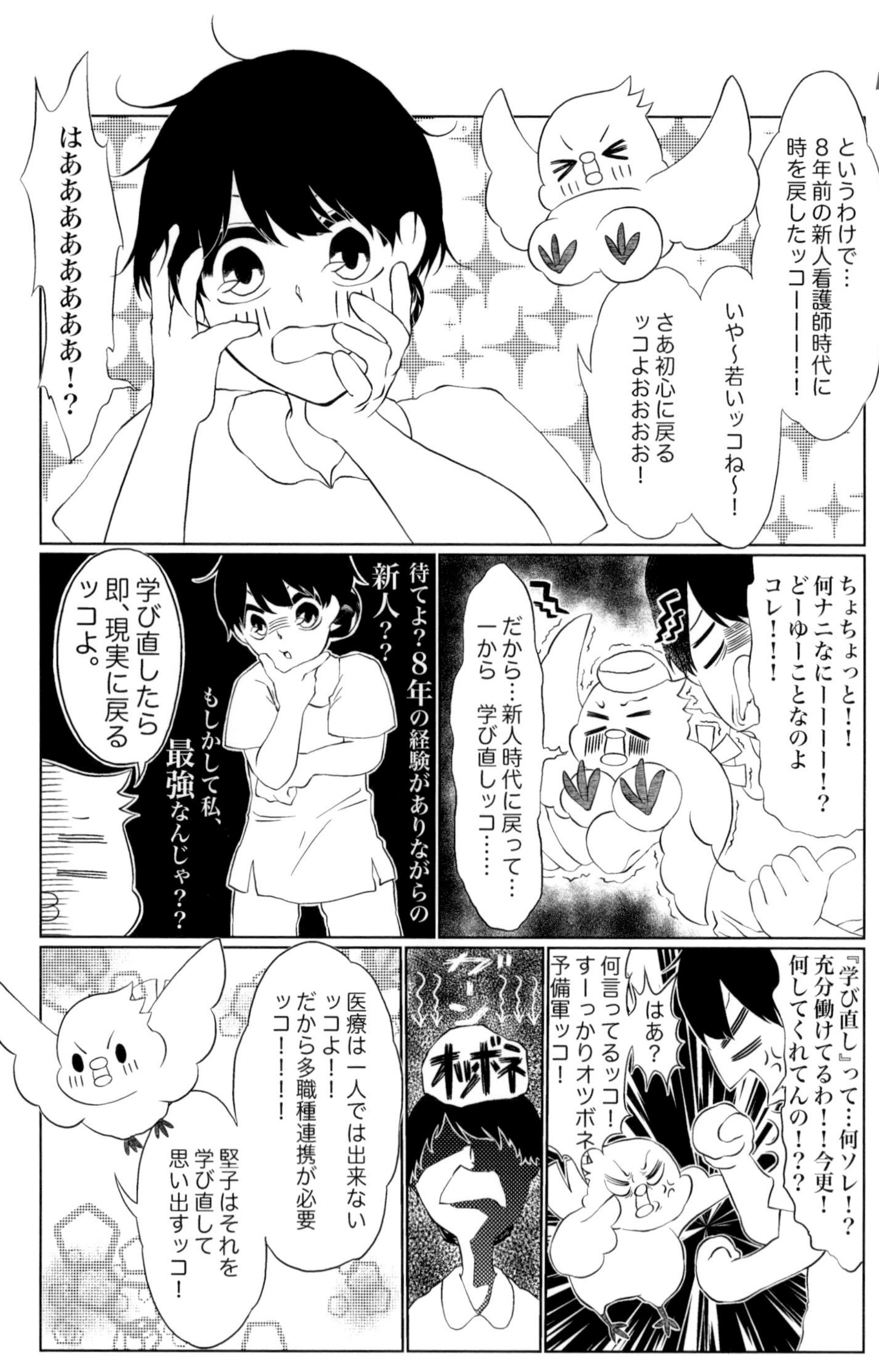

というわけで…
8年前の新人看護師時代に
時を戻したッコーーーー!!
いや〜若いッコね〜!
さあ初心に戻る
ッコよおおお!
はああああああああ!?
ちょちょっと!!
何ナニなにーーーー!?
どーゆーことなのよ
コレ!!!
だから…新人時代に戻って…
一から 学び直しッコ……
待てよ?8年の経験がありながらの
新人??
もしかして私、
最強なんじゃ??
学び直したら
即、現実に戻る
ッコよ。
『学び直し』って…何ソレ!?
充分働けてるわ!!今更!
何してくれてんの!??
はあ?
何言ってるッコ!
すーっかりオツボネ
予備軍ッコ!
ガーン
オツボネ
医療は一人では出来ない
ッコよ!!
だから多職種連携が必要
ッコ!!!!
堅子はそれを
学び直して
思い出すッコ!

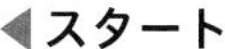

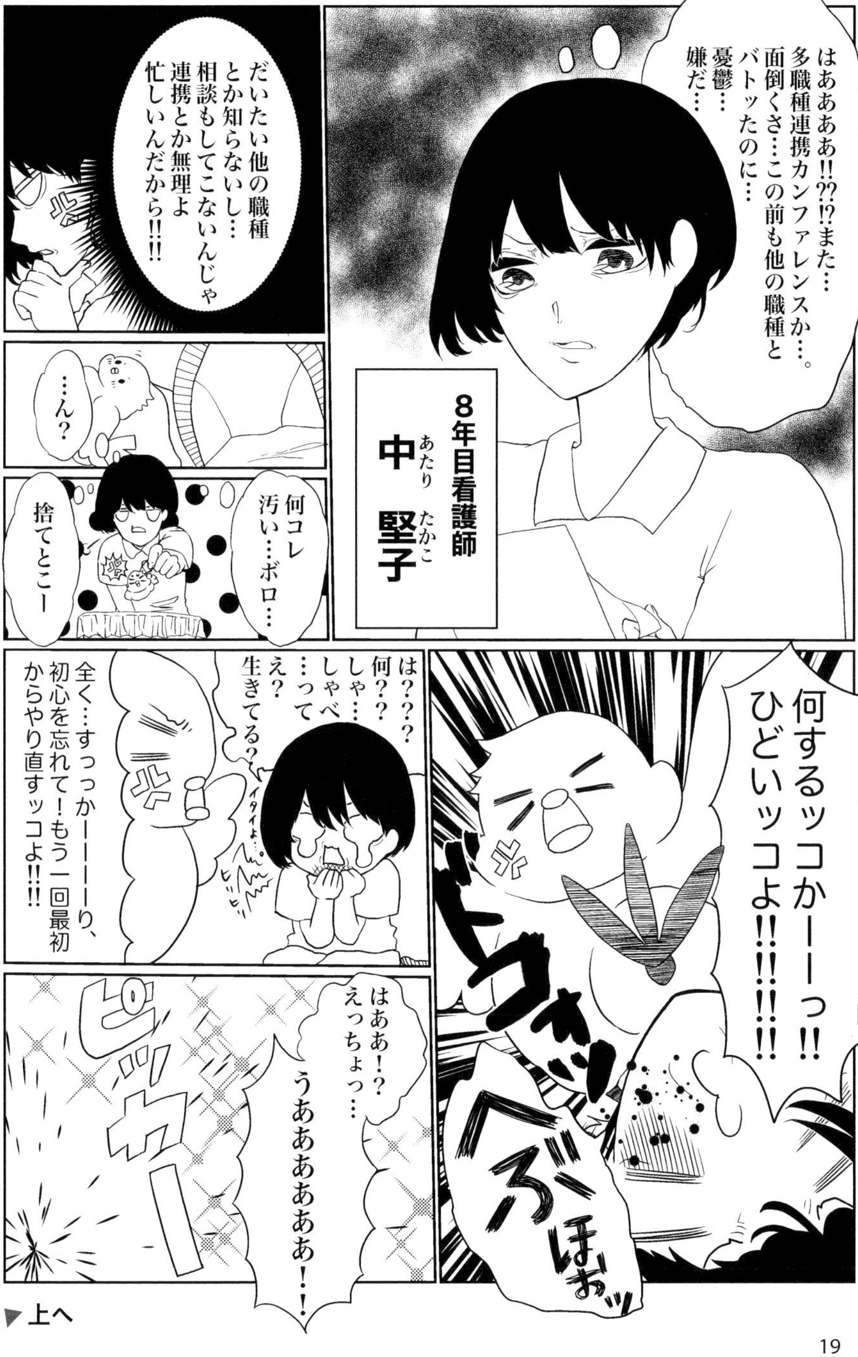

はあああ!!??!?また…
多職種連携カンファレンスか…。
面倒くさ…この前も他の職種と
バトッたのに…
憂鬱…
嫌だ…

8年目看護師
中(あたり) 堅子(たかこ)

だいたい他の職種
とか知らないし…
相談もしてこないんじゃ
連携とか無理よ
忙しいんだから!!!

…ん?

何コレ
汚い…ボロ…

捨てとこー

何するッコかーーっ!!
ひどいッコよ!!!!!!

ぶほぉッ

は???
何??
しゃ…
しゃべ…って
え?
生きてる??

イタイよ…

全く…すっっかーーーーり、
初心を忘れて!もう一回最初
からやり直すッコよ!!!

はぁあ!?
えっちょっ…

うあああああああ!!

▶上へ

本書の使い方

本書は、多職種連携に悩む医療従事者の方々に向けて作成しています。一部には、聞き慣れない用語が出てきたり、他の職種や領域のことでわかりにくい部分があるかもしれません。

『これってどういう意味だろう？』

他職種の用語を見つけましたら、Web 検索で調べてみるか、同僚か他職種に聞いてみてください。これが多職種連携の第一歩になります。

本書の構成は、一貫して看護師「中 堅子（あたり　たかこ）」の視点で書かれています。

看護師の方は、ご自分の経験や実際の現場と照らし合わせながら、自分だったらどうしているか、どのように解決しているかを考えながら読んでみてください。

看護師以外の職種の方は、看護師から見る視点を俯瞰しながら、これまで生じてきた多職種連携トラブルの場面を思い返してみてください。

また、本書は多職種連携の学び直しがしやすいよう、困りやすい課題を Mission 形式にして章を構成しています。

- ●全体を知りたい方　☞ まずはマンガを通して読んでみる。
- ●多職種連携が初めての方　☞ Mission 1
- ●他職種を知りたい方　☞ Mission 2、3
- ●カンファレンスや委員会が苦手な方　☞ Mission 4
- ●多職種連携の実際を知りたい方　☞ Mission 5

各章は独立しておりますが、相互補完するように構成されております。1 つの章を読むだけではわからないことが、合わせて読むことで格段に理解度が深まると思います。

本書はWebサイト「メディッコ」と連動しております。詳しい内容はこちら！↓

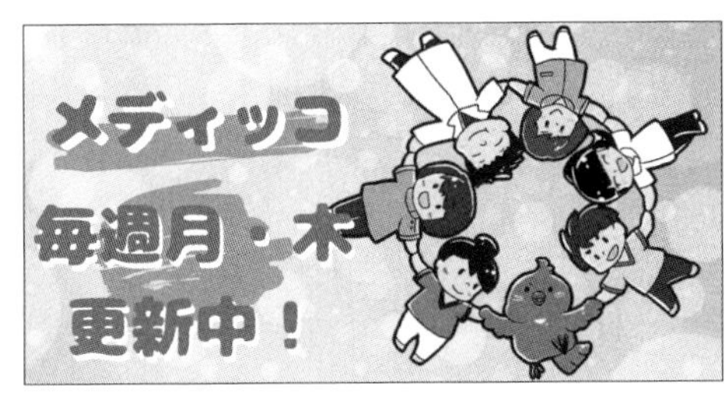

医療用語集

 ⇒　Webサイト「メディッコ」のメディサーチ（用語集）に登録されている用語です。
右のQRコードからリンクに飛ぶことができます。

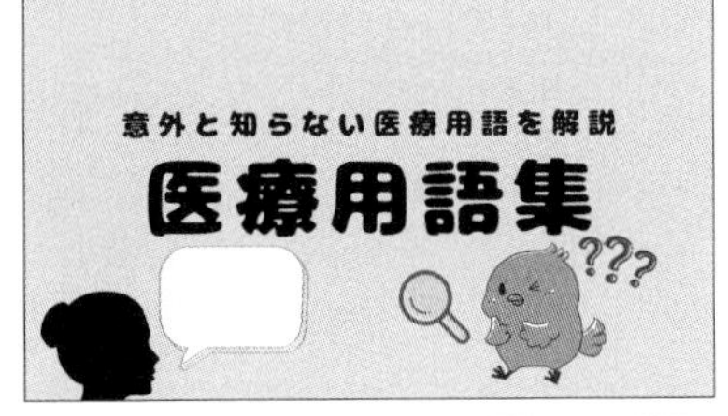

コラム

 ⇒　Webサイト「メディッコ」のコラムに類似した内容が登録されています。内容について深く知りたい時はコラムを参考にしてください。右のQRコードからリンクに飛ぶことができます。

座談会

 ⇒　Webサイト「メディッコ」の座談会で類似テーマが登録されています。内容について深く知りたい時は座談会を参考にしてください。右のQRコードからリンクに飛ぶことができます。

Mission 1
多職種連携の基本を知ろう

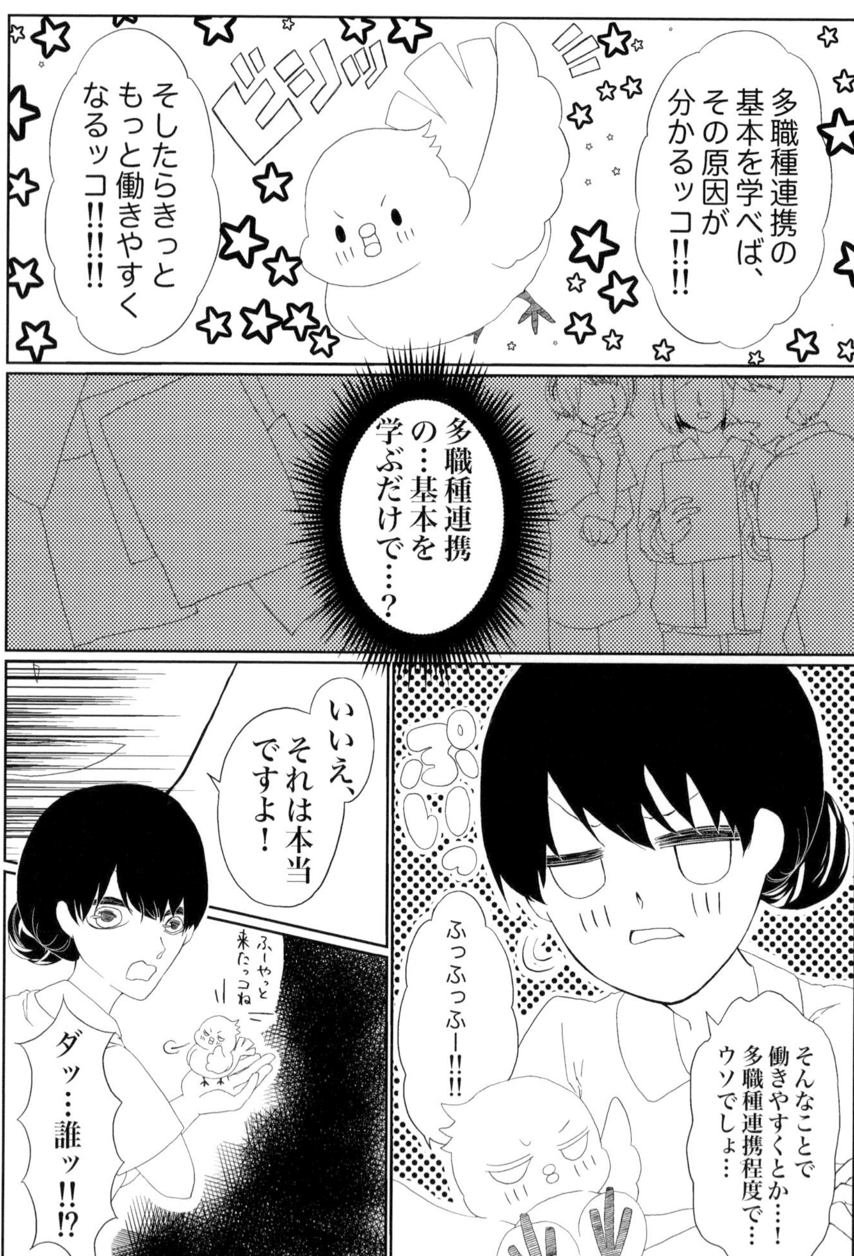

多職種連携の基本を学べば、その原因が分かるッコ!!
そしたらきっともっと働きやすくなるッコ!!!!
多職種連携の…基本を学ぶだけで…？
そんなことで働きやすくとか…！多職種連携程度で…ウソでしょ…
ふっふっふー!!!
いいえ、それは本当ですよ！
ふーやっと来たっコね
ダッ…誰ッ!!!?

◀スタート

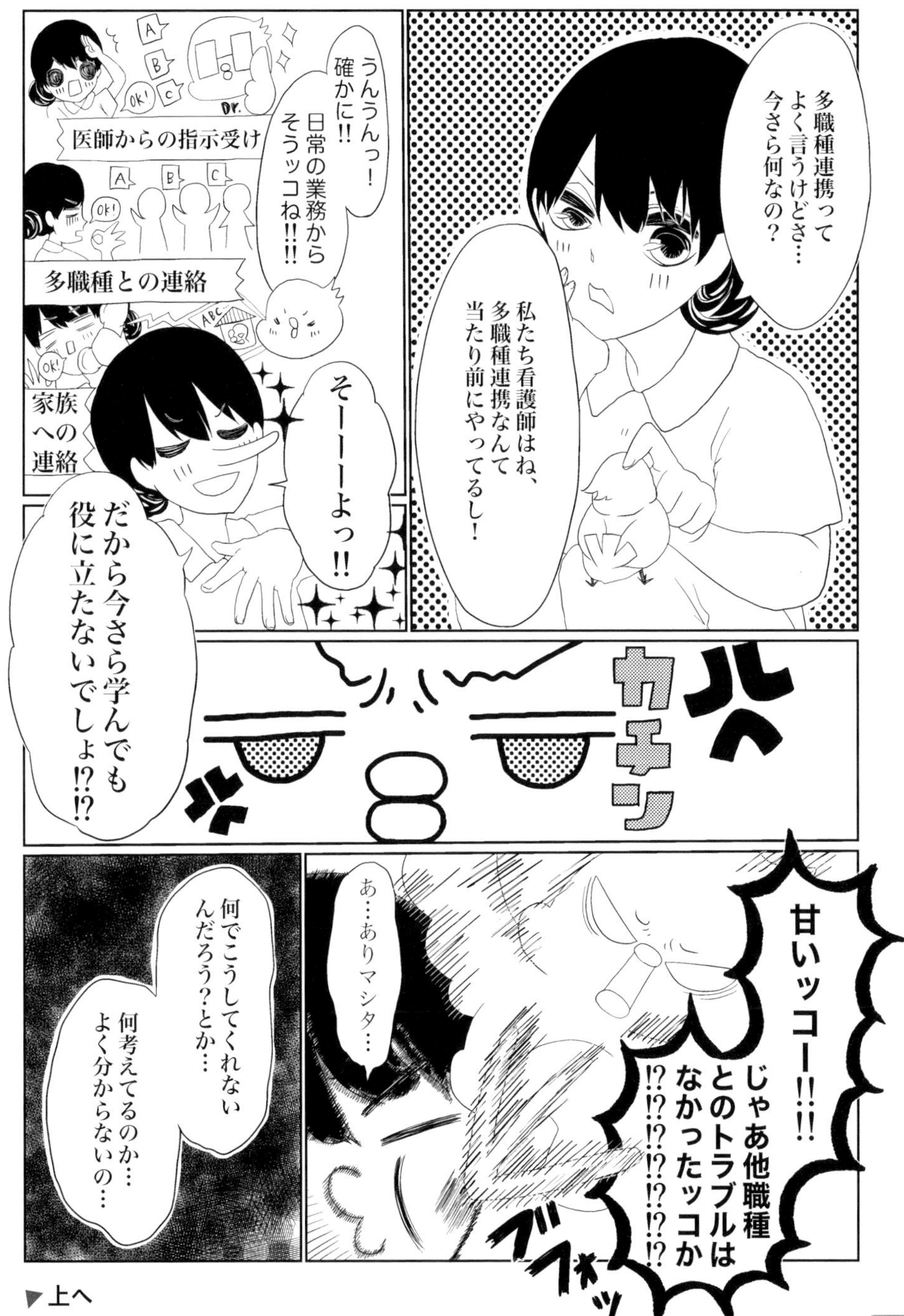
多職種連携ってよく言うけどさ…今さら何なの？
私たち看護師はね、多職種連携なんて当たり前にやってるし！
うんうんっ！確かに!!
日常の業務からそうッコね!!!
医師からの指示受け
多職種との連絡
家族への連絡
そーーーーよっ!!
だから今さら学んでも役に立たないでしょ!?!?
カチン
甘いッコーー!!!
じゃあ他職種とのトラブルはなかったッコか!?!?!?!?!?!?
ブフォッ
あ…ありマシタ…
何でこうしてくれないんだろう？とか…
何考えてるのか…よく分からないの…

▶上へ

1　多職種連携とは

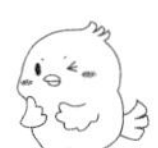

多職種連携の定義と類義語

須藤　中（あたり）さん、多職種連携の定義は知っていますか。多職種連携って現場で使っていると思うけど、実はまだ定義が統一されていないんです。

中堅子　え、そうなんですか？

須藤　多職種連携のほかに、チーム医療、チームアプローチ、専門職間連携などの類義語があります。何が困るかといえば、多職種連携について調べたい時、「多職種連携」で検索しても全部は出てこないことです。

中堅子　それは困ります！

須藤　ネットで検索する時は、類義語で OR 検索するといいと思います。

中堅子　OR 検索？　何ですかそれは？

須藤　複数の用語のいずれかを検索でヒットさせたい時に使う方法です。A か B か C のいずれかに当てはまるものを検索したい時は OR 検索で、A と B と C のすべてが当てはまるものを検索する時は AND 検索を使います。

中堅子　OR と AND ってそういうことですね！　便利！

須藤　ひとまず、ここでは「多職種連携」で統一して話していきます。多職種連携という用語は、多職種＋連携に分解できますが、多職種と他職種って何が違うかわかりますか？

中堅子　多い、他のって意味ですか？

須藤　うん、その通り。“多”職種というと、複数の職種と協働して患者さんに関わることを意味します。“他”職種の場合は、自分を中心に別の職種と関わることの意味です。

中堅子　なるほど。

須藤　次に、連携については、いくつかの文献で使用されている多職種連携に関連する定義を**表 1-1** にまとめたので、それを見てください。

表 1-1　**多職種連携に関する定義**

著者	発行年	用語	定義
藤田	2015	多職種連携行動	在宅ケア利用者へのケアを目的とした、他職種と連携をとる際の具体的行動
筒井 東野	2006	連携	異なる専門職や機関（もしくは組織）が、より良い課題解決のために、共通の目的を持ち、情報の共有化を図り、協力し合い活動すること
松岡	2000	連携	主体性を持った多様な専門職間にネットワークが存在し、相互作用性、資源交換性を期待して、専門職が共通の目標達成を目指して展開するプロセス
山中	2003	連携	援助において、異なった分野、領域、職種に属する複数の援助者（専門職や非専門的な援助者を含む）が、単独では達成できない、共有された目標を達するために、相互促進的な協力関係を通じて、行為や活動を展開するプロセス
厚生労働省	2010	チーム医療	医療に従事する多種多様な医療スタッフが、各々の高い専門性を前提に、目的と情報を共有し、業務を分担しつつも互いに連携・補完し合い、患者の状況に的確に対応した医療を提供すること

中堅子　ありがとうございます！　でもよくわからないです…。

須藤　定義だけ書かれていてもわからないですよね。僕は 5W1H で整理して考えています。図 1-1 を見てみてください。

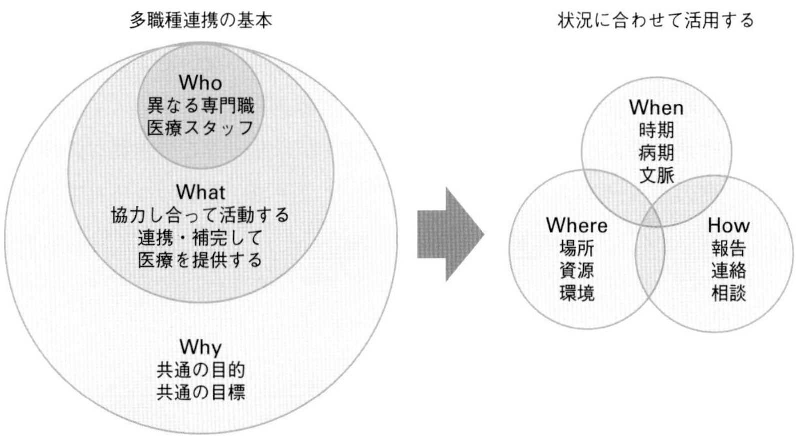

図 1-1　**5W1H で考える多職種連携**

須藤　Who、What、Why の 3 つは、多職種連携の定義で共通するところです。一方で、When（いつ）、Where（どこで）、How（どのように行うか）は場面によって異なると思うので、困った時はこの 3 つ（When・Where・How）がどうなっているかを確認するといいです。

中堅子　何でもかんでも多職種連携というわけではないんですね。

須藤　多職種連携はあくまでも手段なので、使う時には適切な目的が必要です。例えば、1 つの職種では対応できないほどたくさんの問題がある場合や、短い期間で多くの調整が必要な場合。目的はそのチームのメンバー、対応する患者・家族の状況、使用できる資源によって流動的に変化するってことを忘れないでほしいです。

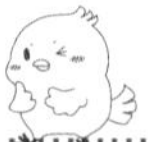

連携の概念整理

中堅子　多職種連携のやり方って具体的にはどう変えるのですか？

須藤　例えば、相手によって連携の密度を変えるなどです。

中堅子　密度？

須藤　カンファレンスで面と向かって議論する連携と、挨拶程度に案内するような連携は、密度が濃いますよね。

中堅子　たしかに。でも密度は深いほうがいいのでは…？

須藤　そうとも限りません。例えば、すべてのことにダブルチェックをしましょうとなったら、時間はいくらあっても足りないですよね。

中堅子　じゃあ、やらない時もあるんですか？

須藤　極端に言えば、やらない時もあることが自然。そこで重要なのが、密度の考え方です。英語では、連携という用語が使い分けられています（表 1-2）。

表 1-2 連携の密度

段階	用語	意味
第一段階	Linkage（リンケージ）	連結
第二段階	Coordination（コーディネーション）	調整
第三段階	Cooperation（コーオペレーション）	連携
第四段階	Collaboration（コラボレーション）	協働

中堅子　コーディネーションとか、コラボは聞いたことがあります！

須藤　“Coordination”や“Collaboration”は日本語として使用頻度が多いですからね。多職種連携を行う上では、「連携」の裏側に込められている意味と連携の密度について一度考えを巡らせてみてください。

中堅子　わかったような、わからないような……。

須藤　では、実際の場面で考えてみましょう。

Thinking Time

整形外科病棟で看護師として働いているCさん、今日はAチームのリーダー業務を任されていて、チームのお昼休憩や仕事の割り振りを調整しなければいけません。師長は不在で、主任とBチームのリーダーがいます。主任は師長の代行業務で大忙し。Bチームのリーダーは C さんと同期入職で、互いの仕事ぶりや特徴を理解しています。懸念事項があります。中途採用の看護助手が今日から働き始めのようです。さあ、今日は誰とどんな連携が必要でしょうか。

主任 ●				● リンケージ（連結）
B チームのリーダー ●	➡	？	➡	● コーディネーション（調整）
A チームの看護師 ●				● コーオペレーション（連携）
中途採用の看護助手 ●				● コラボレーション（協働）

中堅子　えっと、主任とは調整くらいでしょうか。同期のリーダーとなら、コラボできそうです。自分のチームの看護師とは連携していかなきゃいけないし、今日初めての助手とは、とりあえずリンケージのレベルで、早めに仕事の調整ができるようにしたいです。

須藤　いいですね。自分と相手の関係性を踏まえて、連携の密度を決めていくことは重要。ただ、自分の立場や役割によっては、相手との関係性が取れていなくても密な連携が必要な場面も生じることがあるので、日頃からの関係づくりは重要です。

中堅子　連携の密度を頭に入れておくと、距離感が取りやすくなりそうです。

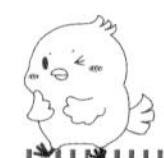

多職種連携のメリット

須藤　次は多職種連携のメリットを伝えたいと思います。

中堅子　メリットがあるからみんなやっているのでは…？

須藤　そう。多職種連携は、複雑な医療問題を解決するための取り組みとして注目されています。例えば、1 つの職種では到底予測できないほどの課題が、多職種連携を通して解決できた経験はないですか？

中堅子　うーん……あ！　家に帰れなさそうな人が、リハビリや栄養科との連携で自宅退院したことはあります！

須藤　そうそう。WHO（世界保健機関）は多職種連携が適切に機能した場合のメリットについて**表 1–3** のように表明しています。

中堅子　すごいですね。でも、これって本当に実現できているのでしょうか。

須藤　いい質問ですね。実際に多職種連携が行われている現場では、必ずしもすべてうまくいくわけではなく、それなりにリスクもあるんだ。例えば、1 人なら今日中にできてしまうことも、多職種で行うために手順や時間のロスが多く、書類が遅れてしまうといった経験をしたことはないですか？

中堅子　さっき教えてもらった、連携の密度がずれている時は問題になるかもしれませんね。

須藤　そう。多職種連携を効果的に行うには、多職種連携のメリットを知りつつ、状況に合わせたやり方を選ぶことが重要です。どんな問題があるかは「2．チーム医療を進めるコツ」で説明していきますよ。

表 1-3 **チーム医療のメリット（WHO「専門職連携教育および連携医療のための行動の枠組み」より引用）**

<table>
<tr><td colspan="2">チーム医療により改善するもの</td></tr>
<tr><td colspan="2">●医療サービスへのアクセスと医療サービスの調整
●専門医により提供される医療資源の適切な活用
●慢性疾患患者の健康アウトカム
●患者のケアと安全</td></tr>
<tr><td colspan="2">チーム医療により軽減できるもの</td></tr>
<tr><td>●患者の合併症の総数
●入院期間
●介護者間の緊張や対立
●スタッフの配置転換、離職</td><td>●入院
●医療ミスの発生率
●死亡率</td></tr>
<tr><td colspan="2">メンタルヘルスの地域医療現場で実現できるもの</td></tr>
<tr><td>●患者と介護者の満足度向上
●治療へのコンプライアンスの改善
●治療期間の短縮化
●治療費軽減</td><td>●自殺率の低下
●精神疾患治療件数の増加
●外来患者の通院回数の減少</td></tr>
<tr><td colspan="2">チームベースの在宅看護を受ける終末期患者や慢性疾患患者への効果</td></tr>
<tr><td colspan="2">●ケアに対する満足度が向上する
●患者の通院回数が減少した（患者による自己申告）
●症状の訴えが減少する
●患者の健康全般が改善した（患者による自己申告）</td></tr>
<tr><td colspan="2">チーム医療による費用削減効果</td></tr>
<tr><td colspan="2">●高齢の慢性疾患患者を対象とするプライマリヘルスケアチームの結成と展開費用
●重複した医療検査の費用、ならびに関連経費
●心不全患者の管理のための分野横断的戦略の展開にかかる費用
●病院における中心静脈栄養チームの展開</td></tr>
</table>

多職種連携によって現場が変わる

中堅子　多職種連携を頑張りたくても、実際は自分の業務をこなすだけで精いっぱいです。

須藤　すべての業務で、多職種連携を行うことが良いこととは限らない。ただし、普段から自分の考えを多職種と共有していると、職場環境のルールやスタッフの考え方に派生していくことがあります。

中堅子　そうですね。みんなの意見が伝われば、スタッフ同士が働きやすくなります。

須藤　道のりは長いですけどね。

①目的の一致

②複数の主体と役割

③役割と責任の相互確認

④情報の共有

⑤連続的な協力関係過程

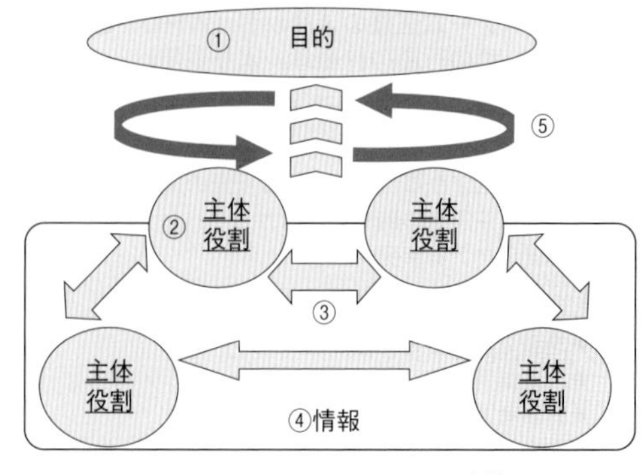

図 1-2　**連携のポイント**[1)]

中堅子　でも実際は他職種のことを勉強したいけど、私たちは自分たちの専門性を高めることも重要じゃないですか…。

須藤　その通り。皆さん、自分の業務や勉強することがたくさんあるので、他職種のことを学ぶのはどうしても後回しになってしまいますよね。

中堅子　そう。だって、どう勉強したらいいかもわからないし、効率が悪いまま闇雲に勉強していても時間の無駄じゃないですか。

須藤　僕がお勧めするのは、多職種連携を円滑に進めるポイントを理解すること。それを軸に業務で実践しながら、困ったことを調べていくことで、効率的に学べると思います。

中堅子　円滑に進めるポイントって…？

須藤　吉池ら[1)]は連携の定義からポイントをまとめていますが、これはわかりやすいですよ（図 1-2）。

中堅子　この 5 つを確認しておくってことですか？

須藤　そう。例えば 1 人の患者さんに関わるチームで、目的が一致しているか、自分の役割は何か、他の職種の役割は何かと、チェックしてみてください。

中堅子　え、他職種の役割まではわからないですよ。

須藤　では、それを他職種に尋ねてみたらどうでしょう？

中堅子　あ、なるほど。

須藤　話しかけにくかったら、挨拶を交わすことから始めてみるといいですよ。

■文　献

1）吉池毅志，栄セツコ：保健医療福祉領域における「連携」の基本的概念整理：精神保健福祉実践における「連携」に着目して．桃山学院大学総合研究所紀要　34（3）：109-122，2009

2 チーム医療を進めるコツ

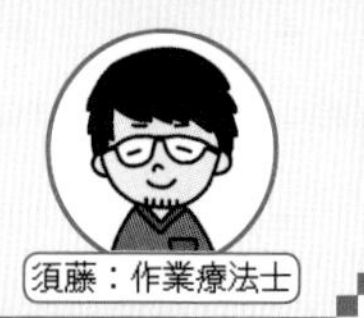

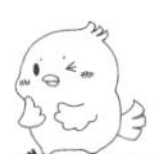

チーム医療は現場から生まれてきた

須藤　チーム医療がいつ頃から広まったのか、聞いたことあります？

中堅子　うーん、当たり前にあったから、考えたこともなかったです。

須藤　厚生労働省は 2009 年に「チーム医療の推進に関する検討会」を立ち上げ、2010 年に報告書「チーム医療の推進について」を取りまとめました。WHO も同年に“Framework for action on interprofessional education & collaborative practice”を刊行しているから、ほとんど同時期ですね。

中堅子　あ、意外と最近なんですね。どうして広まったんですか？

須藤　人口動態が変わり始めたことが要因かと思います。爆発的な人口増加は止まり、一部の国では人口が減少しはじめ、高齢化率が高まってきています。そんな中、医療人材不足が懸念されているので、それを解決する手段としてチーム医療の重要性が提言されたのです。

中堅子　なるほど。

須藤　でも、実は 1974 年頃、ICU や産婦人科の学会発表で「チーム医療」の用語が用いられていたことがあります。特に看護関連雑誌を中心にチーム医療の報告が多くありました。

中堅子　え？　そんなに前から？

須藤　そう。チーム医療は、現場での問題を解決するために有効な手段だったんですね。

中堅子　一職種だけではできないことは、チームで解決していたんですね。

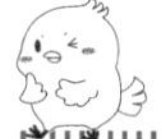

チーム医療では情報だけでなく、思いを共有する

須藤　チーム医療をする時、チームの中でお互いの意見がぶつかることがあ

りますよね。

中堅子　あります！　私たちは間違っていないはずなのに、他の職種が違うことをやろうとすることがあって…。

須藤　この時、お互いの職種に言い分があって、どちらも正しいことをしているつもりなんです。

中堅子　え？　そうなんですか？

須藤　例えば、医師は鎮痛薬を用法、用量に沿って適切に処方する。ただ、看護師として目の前の患者が痛みで苦しんでいたら、鎮痛薬を追加してほしいと考える人もいますよね。

中堅子　そうですね。医師の立場もわかりますけど、どうにか痛みを取ってあげたいです。

須藤　とても素敵だね。チーム医療をする上で大切なことは、情報だけでなく、思いを共有することにもあります。

中堅子　思いを共有する？

須藤　はい。医師も実際は「患者の痛みをできるだけ取り除きたい」と思っていたら、先ほどの行動をどう感じますか？

中堅子　たしかに納得できます。不思議ですね。

須藤　情報の裏にある思いは、なかなか伝わらないものなんです。

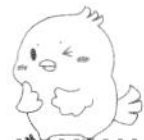

チーム医療でよく起こる問題

中堅子　だけど、チーム医療っていろいろ問題も起きますよね？

須藤　たしかに、問題が起こりやすい構造をしていますからね。

中堅子　構造？

須藤　(苦笑)。単純に言えば、関わる人が多くなるほど、コミュニケーションが必要になりますよね？　チーム医療の問題のほとんどは、コミュニケーションエラーなんです。

中堅子　そうなんですか。職種が違うからですか？

須藤　職種も少しは影響するけれど、１つは志向性の違いですね。

中堅子　志向性……。

表 1-4　信念対立解明アプローチ[1)]

要素	生じる問題の例	質問の例
背景	背景が異なる	これまでに何があったのですか？ どうして対立してしまったのですか？ あなたは何に関心がありますか？
状況	状況が異なる	あなたの置かれている状況は？ 相手との状況の違いは？ どんな制約や資源がありますか？
目的	目的が異なる	その目的は適切ですか？ 目的を達成すると、何が得られますか？ 複数の目的がある場合、どれを優先すべきですか？
方法	方法が異なる	誰が目標達成のキーパーソンですか？ 目的を達成するために、複数の方法を用意しましたか？ 状況と目的の見直しは、どのタイミングで行いますか？

須藤　考え方の傾向のことで、志向性は専門性志向、患者志向、職種構成志向、協働志向の 4 つに分けられます。

中堅子　考え方のクセみたいな感じでしょうか？

須藤　そう。チームのメンバーは一人ひとり考え方が違うはずだけど、チームの意見が 1 つに偏ってしまうと、チーム医療がやりづらくなってしまうのです。

中堅子　え？　1 つになったほうがいいんじゃないんですか？

須藤　いや、良いチームは患者さんの状態によって多様な視点で対応できるのだけど、志向性が偏っていると、その志向性に合わない患者さんにとって適切な対応ができなくなるんです。

中堅子　そうなんですか。医師の意見が絶対だと思っていました。

須藤　たしかに、方針を決定する上で医師の意見はとても重要だけど、チームのメンバーが多様な意見を出せるチームのほうが、より多くの場面で力を発揮すると思います。

中堅子　なるほど。

須藤　もう 1 つ、参考になるのは「信念対立解明アプローチ」の考え方。チーム医療で生じる対人関係の問題のことを、信念対立といいます。開発者の京極[1)] は、この問題がどこで起きるのかを整理しています（表 1-4）。先ほどの志向性も含まれるのだけど、背景、状況、目的、方法の４つのどこかで対立が起きることは間違いないでしょう。

中堅子　うまくいかないと思ったら、それを振り返ってみればいいんですね！

コミュニケーションエラーを防ぐチームステップス（Team STEPPS）

中堅子　で、コミュニケーションエラーを防ぐにはどうしたらいいんですか？

須藤　個人だけじゃどうしようもないこともあります。実は、チームワークを高めるツールがあるんです。

中堅子　それ教えてください。

須藤　チームステップス（Team STEPPS：Team Strategies and Tools to Enhance Performance and Patient Safety）と言って、チーム医療に必要な実践能力を高める方法です。

中堅子　チーム医療に必要な能力とは？

須藤　そこでは、「リーダーシップ」、「状況モニター」、「相互支援」、「コミュニケーション」の４つが挙げられています。リーダーシップは、チームリーダーのスキルのこと。チームを統率し、明確な目標を設定し、メンバーからの情報をまとめて意思決定をするスキルが求められています。

中堅子　聞いているだけで辛い…。

須藤　それを高めるために、リソースマネジメント、権限の委譲、打ち合わせ、業務中の協議、振り返りなどを紹介しています。打ち合わせや振り返りにはチェックリストがあるので、活用してみてくださいね（表1-5）。

中堅子　これなら、すぐに使えそうですね！

須藤　状況モニターは、チーム全体の状況を分析すること。具体的には、患者の状態、メンバーの状態、環境、目標に向けた進捗状況の視点でモニタリングしていくことです。これを共有するために、こまめな打ち合わせや振り返りの機会が必要になります。

中堅子　なるほど。

表 1-5　Team STEPPS の打ち合わせと振り返りのチェックリスト

打ち合わせのチェックリスト	✓	振り返りのチェックリスト	✓
チームのメンバーは誰ですか？		コミュニケーションは明確でしたか？	
全員が目標を理解し同意していますか？		役割と責任は理解されていましたか？	
各自の役割と責任を理解していますか？		状況を継続して把握していましたか？	
治療計画は明確ですか？		業務量の配分は適切でしたか？	
人員は足りていますか？		他のメンバーと支援し合いましたか？	
業務量は過大ではないですか？		エラーやエラーを回避したことがありましたか？	
資源は十分ですか？		うまくいったことや改善すべきことがありましたか？	

須藤　相互支援は、メンバー間でお互いに助け合うこと。これは、チームとしてのパフォーマンスが個人に左右されないようにするために必要です。

中堅子　助け合うと言ってもね……。

須藤　疲れている時は誰もがエラーを起こしやすくなるから、1 人に集中しないようにチームで業務を分担して、状況に応じて調整することが大切です。

中堅子　たしかに。

須藤　良いコミュニケーションを目指すには、完全、明確、簡潔、タイムリーの 4 つを守りましょう。ところで、SBAR（エスバー）は知っていますか？

中堅子　エスバー？

須藤　S（Situation）は状態で、今患者に何が起きているか。B（Background）は背景で、起きていることの誘因、患者の既往だね。A（Assessment）は評価で、自分の考えを、R（Recommendation）は提案で、相手にどうしてほしいかを伝える手法のひとつです（**表 1-6**）。

中堅子　SBAR を使えば、手短に話せるようになるかもしれませんね。練習してみます。

表 1-6 **SBAR（エスバー）**

S	Situation（状態）	今、患者に何が起きているか
B	Background（背景）	起きていることの誘因，患者の既往
A	Assessment（評価）	自分の考え
R	Recommendation（提案）	相手にどうしてほしいかを伝える

■文　献

1）京極　真：医療関係者のための信念対立解明アプローチ―コミュニケーション・スキル入門．誠信書房，2011

3 多職種連携がうまくいかない時のヒント

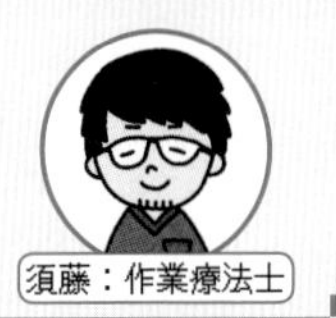

中堅子　これで多職種連携できる!!　と思いたい…!!

須藤　失敗しても大丈夫ですから、やってみましょう。最後に、多職種連携で困った時にどう考えるか、僕の経験をお伝えします。

中堅子　お願いします！

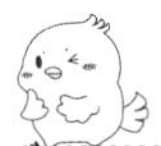

自分を振り返る

須藤　多職種連携がうまくいかない時、僕が一番大切にしているのは自分を振り返ることです。

中堅子　えっ!?　だって、自分は精いっぱいやっているし、できているはずじゃないですか！

須藤　他人のせいばかりにしていると自分が成長しないと思うのです。だから、まずは自分の問題を振り返る。

中堅子　どうやって振り返るんですか？

須藤　自分がやったことを書き出します。例えば、カンファレンスでうまく発言できなかったとしたら、カンファレンス前に準備はできていたか、資料は確認できていたか、カンファレンスの目的を確認していたか、と自分でフィードバックする感じです。ちゃんとできていなかったら、次はこれをしておこうとメモしておくなどです。たまに忘れますが（笑）。

中堅子　（笑）

須藤　いきなり他人のせいにせず、自分を振り返るのは成長のチャンスです！

中堅子　なるほど！

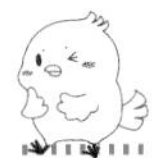

状況を振り返る

須藤　自分の振り返りが終わって初めて、状況を振り返ることが大事です。

中堅子　自分を振り返った後なら、だいぶ冷静になっていそうですね（笑）。

須藤　そういう意味もあります。状況といってもいろいろありますけど。まずはもめ事の相手をきちんと認識することです。先ほどのカンファレンスの例で言えば、自分の発言で誰がイライラしたのか、困ったのか。

中堅子　誰が困ったんだろう。

須藤　全員かもしれないし…。

中堅子　それは地獄（笑）。

須藤　そして、その相手の背景を考えるか、確認することも大事です。もめてる相手だから確認しにくいんですけどね。

中堅子　えー、私にできますかね…。

須藤　そんな時は妄想でも何でもよいので、考えること。自分の中にある考えを出すことも目的ですから。

中堅子　背景って、どんなことを考えておくといいですか？

須藤　僕の経験だけど、多職種でカンファレンスをする時に、各職種で目標が少しズレていることがありますよね。リハビリは自宅退院、看護師は転院を想定している場合など。

中堅子　あ、たしかにあります。

須藤　冷静に考えると、お互いのカルテを見たり、看護計画を確認しておけば、お互いの目標は共有できると思います。トラブルの状況を振り返ると、何が共有できていなかったのかを確認できるんじゃないでしょうか。

中堅子　だから自分の専門だけじゃうまくいかないんですね。

須藤　そう！

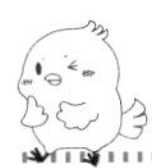

専門職である前に、一人の人間として

須藤　最後に大事なことを伝えます！

中堅子　まだあるんですね！　終わりかと思っていました！

須藤　みなさん、「看護師として」、「医療職として」、「作業療法士として」といった肩書きがあって、プロフェッショナルとして常々考えていると思うのです。

中堅子　それはそうですよ。患者さんからもそう見られていますから。

須藤　ただ、プロフェッショナルだからと言って、いつも答えが用意されているわけではないし、医療や科学の限界もあります。そんな時、大切なのは「一人の人間として向き合うこと」だと思うんです。

中堅子　一人の人間として？　どう違うんですか？

須藤　例えば、高血圧の方に栄養指導をするとしたら、減塩を徹底していきたいですよね。

中堅子　はい。

須藤　ただ、自分ならどうやってやりますか？　専門職としてすべきことをやることは当然なんですが、ときに強い重圧は患者さんにとってマイナスになることもあります。

中堅子　でもでも！　指導はしなきゃいけないですよね!?

須藤　だから、僕は専門職として伝える指導に加えて、患者さんの立場に自分がなった時の具体的なやり方について伝えるようにしています。正解とは限らないですが、自分だったらどうするのかを、一人の人間として伝えるんです。

中堅子　そっか……。一方的に指導されるだけじゃ、どうしていいかわからないですよね。

須藤　はい。僕たち専門職は、患者さんにとってどうしても強い立場になっていると思うんです。正論ばかりで苦しむのは、多職種連携だけではなく、患者さんとの関わりでもそうなんですよ。

中堅子　自分事にするって、大事ですね。

須藤　そう！　それ！　というわけで、多職種連携の基本でした！

Column ①

他職種のカルテを覗いてみよう！

看護師編

▼看護師カルテ

看護問題① S：「薬を飲んでもまだ痛いです。」 O②：幽門側胃切除術後 POD2③ 血圧：134/76　脈拍：74 回　体温：36.4℃ 呼吸数：20 回　SpO_2：98% 定期薬のアセリオを使用しても NRS④は 4〜5 で経過。 創部に発赤や熱感は認めず、採血データ上 WBC：8400・CRP：6.1　吻合部のドレーンも漿液性へ移行してきており、排液量 50 mL A：炎症所見がみられるが、創部の状態やバイタルサインなどから明らかな感染徴候はないと考えられる。 鎮痛薬による疼痛コントロール必要。 P：疼痛時指示よりソセゴン 15 mg＋アタラックス P 25 mg の静注を行う。	**①NANDA-I** などの看護診断を使います。 **②O** の部分には客観的情報として、観察したことなどの実際を記載する。 **③POD；postoperative day** の略。**POD2** の場合術後 **2** 日目という意味。 **④NRS；Numerical Ratig Scale** の略。患者さん自身に今までに経験した一番強い痛みを 10 として、現在の痛みを数字で評価してもらう評価方法です。

解説

看護師は患者さんの日々の様子を観察して記録に残しています！
今回は、手術を受けた患者さんについてよくみられる記録です。
これをベースに他職種の記録の違いを見てみましょう！

Mission 2
自分の仕事を説明してみよう

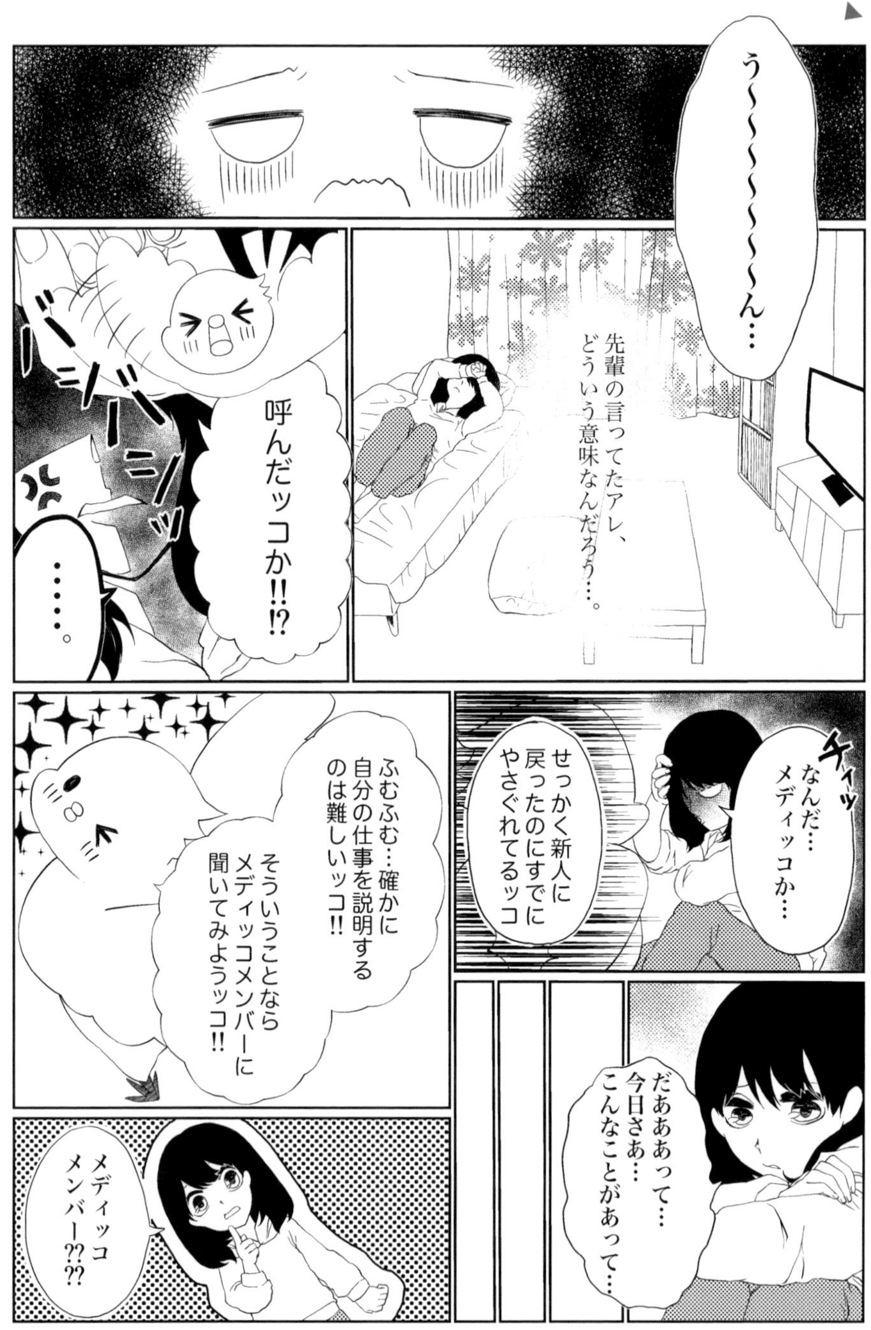
う〜〜〜〜〜〜〜ん…
先輩の言ってたアレ、どういう意味なんだろう…。
バーン
バーン
呼んだッコか!!⁉
……。
なんだ…メディッコか…
せっかく新人に戻ったのにすでにやさぐれてるッコ
だああっって…今日さあ…こんなことがあって…
ふむふむ…確かに自分の仕事を説明するのは難しいッコ!!
そういうことならメディッコメンバーに聞いてみようッコ!!
メディッコメンバー⁇⁇

◀スタート

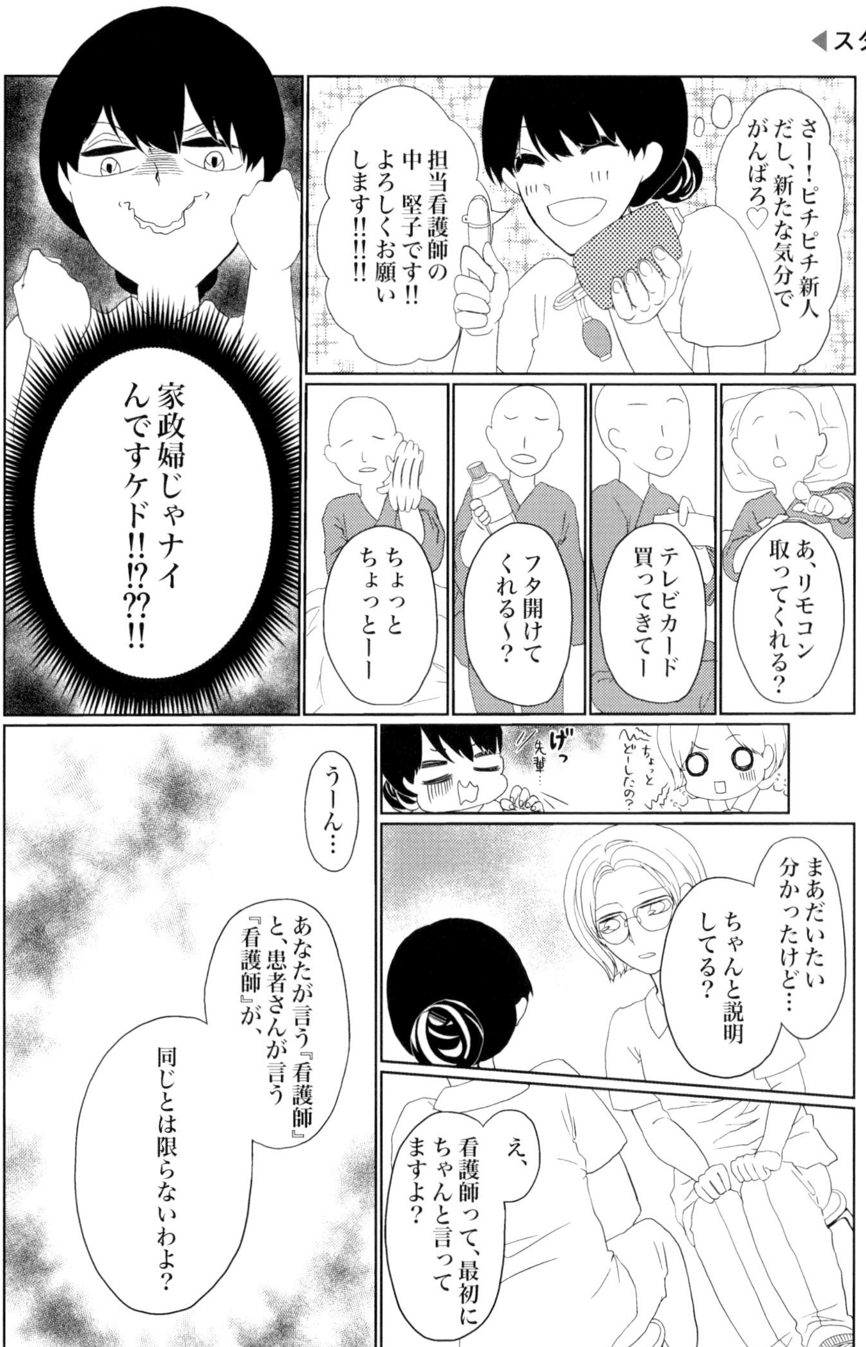
さー！ピチピチ新人だし、新たな気分でがんばろ♡
担当看護師の中 堅子です!! よろしくお願いします!!!!!
家政婦じゃナイんですケド!!!?!??!!
あ、リモコン取ってくれる？
テレビカード買ってきてー
フタ開けてくれる〜？
ちょっとちょっとーー
ちょっとどーしたの？
げっ
先輩…
まあだいたい分かったけど…
ちゃんと説明してる？
え、看護師って、最初にちゃんと言ってますよ？
うーん…
あなたが言う『看護師』と、患者さんが言う『看護師』が、
同じとは限らないわよ？

▶上へ

1　各職種の特徴

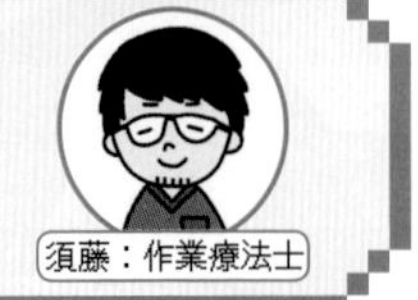

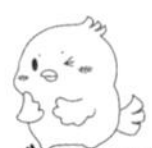

法制度からみる職種の業務

須藤　各職種の法制度についてお話していきましょう。

中堅子　法制度！　こりゃまた難しそうですね……。

須藤　看護師は「保健師助産師看護師法」に基づいているのは知っていますか？

中堅子　もちろん、看護師ですから！

須藤　そうですよね。では、理学療法士や作業療法士は？

中堅子　知りません！（きっぱり）

須藤　理学療法士と作業療法士は「理学療法士及び作業療法士法」という法律があります。

中堅子　言語聴覚士は一緒じゃないんですか？

須藤　はい。言語聴覚士は日本への導入時期も違っていて、「言語聴覚士法」が別にあります。

中堅子　なるほど。

須藤　臨床工学技士は「臨床工学技士法」。これらはすべて厚生労働省の管轄で、国家資格に該当しています。

中堅子　そうなんですね。法律で、業務範囲は決まっているのですか？

須藤　決まっているものもあります。業務独占と名称独占の違いはわかりますか？

中堅子　学校で習ったような…。

須藤　業務独占は、その資格だけに許される仕事・行為を持つこと。医師や看護師、診療放射線技師は、業務独占の資格です。一方で名称独占は、その資格の名称を名乗ることが許されていて、栄養士や保健師、作業療法士、理学療法士は名称独占の資格なんです。

中堅子　医療行為は医師や看護師に許されているけど、他の職種はできないで

表 2-1 **各職種の法制度、名称、業務**

資格	法制度	名称	業務	独占業務
医師	医師法	○	○	医業（診療行為）
看護師	保健師助産師看護師法	×	○	医師の診療補助業務と患者の療養上の世話
助産師		×	○	助産行為
保健師		○	×	—
理学療法士	理学療法士及び作業療法士法	○	△	診療の補助
作業療法士		○	△	診療の補助
言語聴覚士	言語聴覚士法	○	△	診療の補助
臨床工学技士	臨床工学技士法	○	△	診療の補助
管理栄養士	栄養士法	○	△	診療の補助
薬剤師	薬剤師法	○	○	調剤業務
診療放射線技師	診療放射線技師法	○	○	診療時の放射線照射
臨床検査技師	臨床検査技師等に関する法律	○	△	診療の補助
視能訓練士	視能訓練士法	○	△	診療の補助
歯科衛生士	歯科衛生士法	○	△	診療の補助

すからね。

須藤　そう。作業療法は名称独占なので、作業療法士がやっていることのほとんどは、どの職種でも行うことができます。ただ、真似事をしても、作業療法士と名乗ることはできません。

中堅子　なるほど。

須藤　はい。詳細はそれぞれの法制度を見てほしいです（表 2-1）。

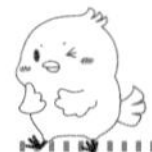

各職種の特徴

須藤　基本的な話はほとんど終わり。じゃあ、メディッコちゃん、あとはよろしくね。

メディッコ　おいらがチーム医療で関わる職種の特徴を捉えるッコ！

中堅子　うん！　教えて！

メディッコ　いい返事ッコね！　まずはこれを読むッコ！
メディッコサイト URL（https://medicco-lab.com/）

中堅子　いや、対応が雑……。

メディッコ　ご、ごめんッコ。ちゃんと紹介するッコよ。でも、ここで書ききれないこともあるから、サイトと一緒に合わせて読むと理解しやすいようになってるッコ。

中堅子　そうなんだ。

メディッコ　ここでわからない用語があったら、「医療用語集（https://medicco-lab.com/medical_glossary/）」で職種ごとの専門用語を調べるッコよ！

中堅子　じゃあ、つまずいたら読んでみる！

メディッコ　うむ！　ここでは、この職種について紹介するッコ！　他にもたくさんの職業があるけど、7つの職種を紹介するッコ！

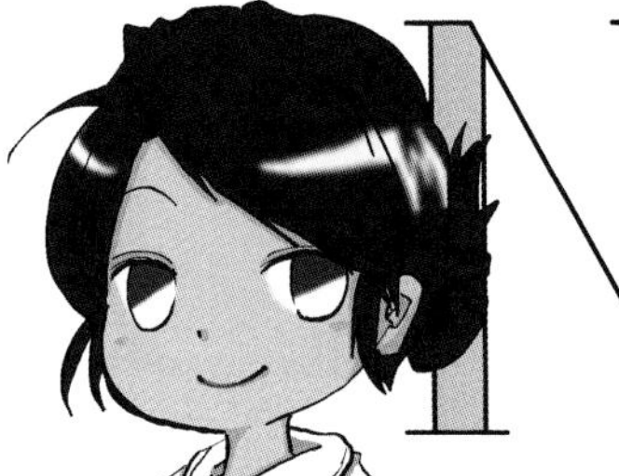

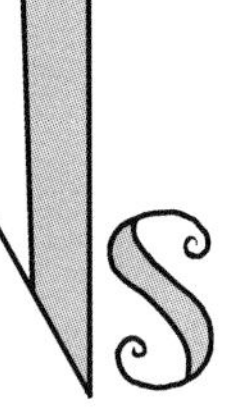

看護師
Nurse［Ns］

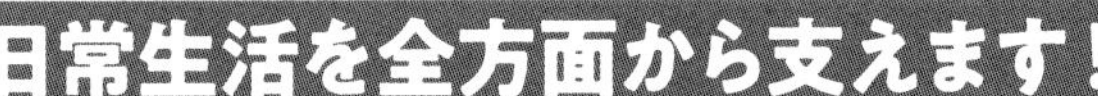

日常生活を全方面から支えます！
少しでも安全安楽安心に！

食事・睡眠・排泄・清潔など日常生活を個別性を考えてサポートします！
また異常の早期発見や患者さんの訴えから必要なサポート内容に応じて他職種へアプローチします！

他の職種へ相談しながら適切なサポート内容を検討すること！
あと、病院の廊下歩くのめっちゃ早い！

NG
医療職が職種間の伝言だけに使ったり、患者さんがベッドサイドのティッシュを取ってほしいみたいなナースコールがありますが「お手伝いさん」ではありません！

患者さんの情報を一番持っているのは看護師だ！

主な仕事
- バイタルサイン測定
- 身体の清潔の保持
- 食事や排泄の介助
- 多職種間の連携の調整役

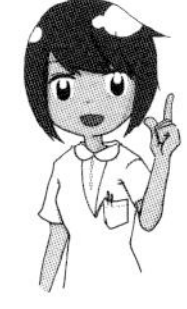

日常生活のサポートといっても、
何でもかんでもやってあげるのはダメ！
患者さんのできることはやってもらって、
できないことはできないところだけをサポートすると good！
どの程度サポートしていくかは各専門分野の人と相談すると very good！

薬剤師
Pharmacist［Ph］

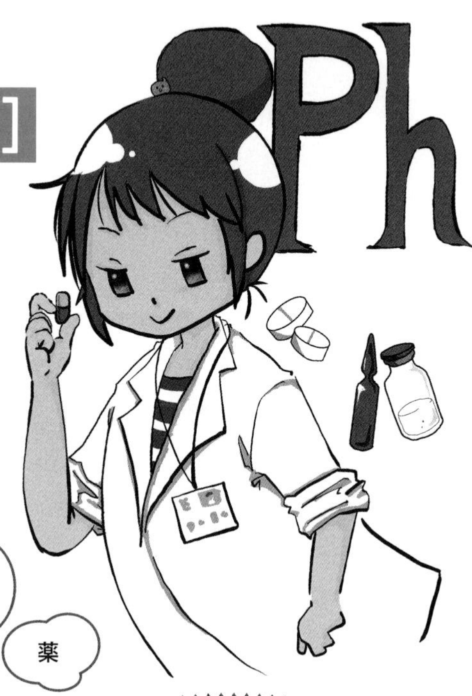

薬のことなら何でも聞いて！薬物療法の質向上に貢献します！

薬と名のつくものなら何でも来い！
ありとあらゆる薬の知識を総動員して
患者さんの健康を支援します！

薬

薬のこと全般の専門家です。
点滴の栄養量の調整や褥瘡の外用薬の選び方、配合変化や飲みにくい薬の剤形変更、迷いがちな対症療法薬の選び方もフォローします！
知らない薬があったら気軽に聞いてみて！
マニアックに答えます！

NG

「いつも薬のことばっかり考えてるんですか？
マニアックですね！」
……それが仕事なんです！
頭でっかちとか机上の理論と言われがちですが、薬剤師は半分臨床家、半分化学者としての視点が大事だとも言われます。
データ重視の人が多く、頭が固そうに思われがちですが、それもそういう役割の１つなんですね。

主な仕事

- 臓器機能や病態に応じた医師への薬剤の処方支援・適正使用推進
- 調剤、注射剤の調製。院内の薬剤在庫の管理。院内製剤の調剤
- 患者への服薬指導・効果/副作用のモニタリングなど

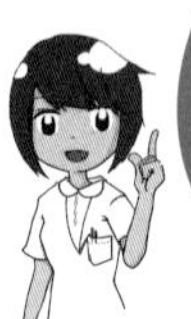

普段のケアでちょっと困ったことがあったりした時、
薬剤師さんにも相談してみよう！
意外な薬の副作用を教えてくれたり、
普段見慣れないような薬を活用して
問題解決に導いてくれるかも！

理学療法士
Physical Therapist［PT］

基本的動作はまかせろ！
チームを元気にさせるぞ！

立つ、座る、歩くが専門！
患者さんが「動きにくそう」と思ったらPTに聞いてくれ！
楽な介助方法もけっこう知ってる！

超音波やマイクロ波といった機械を使った【物理療法】も使うのだ！
あ！　車いすや手すりなどの【福祉用具】も詳しいぞ！

解剖・運動・生理学が得意！
筋肉や骨の名前を忘れたら（聞かれたら）すぐさま教えちゃう！

NG
「マッサージの人」と呼ばれる時にはこっそり傷ついているんだ！

主な仕事

- 筋力や関節可動域といった身体機能の維持向上
- 立つ、座る、歩く、階段昇降などの動作能力の維持向上
- 患者さんの自宅環境の調整、福祉用具の選定……ときには自宅訪問へ
- ご家族への介助方法の指導

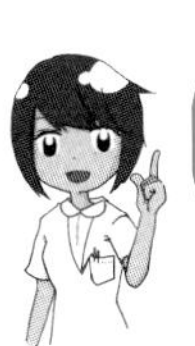

リハビリの時間を利用して環境整備を行うのよ！
長時間ベッドを離れる隙を利用せよ！

作業療法士
Occupational Therapist［OT］

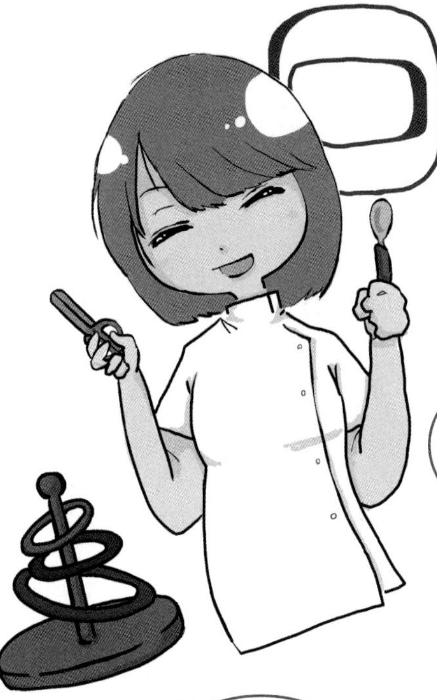

心と身体が元気になる
生活づくりを
お手伝いします！

作業（人が生活を営む上で行う行為すべて）の専門家です！
手や心、生活のリハビリと言われることがありますが、すべてはその人を元気にするため、その人らしい人生を送るためにあらゆる手段を使って支援します！

その人らしい生き方、生活を聞き出すことが得意で、その人が元気になるコツを見つけます。

自助具や環境調整のことならお任せあれ！
患者さんの生活のことで相談されるとパワーがみなぎります！

NG
手の動きに合わせて、いろいろな道具やおもちゃを利用して訓練していますが、「遊んでいて楽しそうね」と言われると心が涙で溢れます。

主な仕事

- 主婦、親、仕事での立場などの役割に必要な作業・能力を確認する
- 様々な環境下を想定して生活動作の練習をする
- 装具や機能訓練を行い、必要な筋力、関節可動域の改善を図る
- 道具や環境調整を行い、今の能力でできる生活動作を拡大する

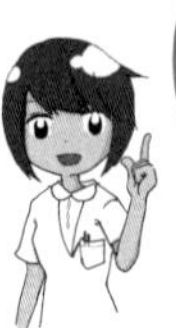

患者さんに元気がない時は、作業療法士さんに一声かけてみよう！
生活場面で見えないことも、作業療法士さんが知ってるかもしれないよ！

言語聴覚士 Speech-Language-Hearing Therapist［ST］

嚥下とコミュニケーションのことなら私に任せて！

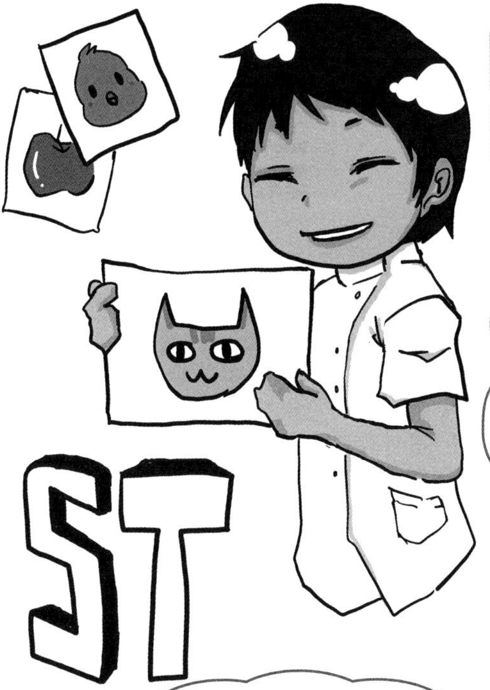

話す（Speech）だけではなく、言語（language）、聞く（Hearing）ことを専門にするセラピストです！
掘り下げると声帯や口腔などの解剖・運動学の知識が豊富なので、嚥下のことは医師、歯科医師と連携しながら訓練しているよ！
言語の成り立ちは脳を知らずにはいられないので、言語以外の高次脳機能も検査しちゃう。

嚥下のことはわかるけど、食欲不振は違うからね！頑張るけど、専門ではないのです！

失語症や高次脳機能障害でうまくコミュニケーションが取れない人の言葉を引き出すことが得意。

NG
「おしゃべりしてるだけ」
「誤嚥はあなたのせい」
って言われると，本当に悲しいです。

主な仕事

- 脳卒中や発達の遅れなど、言葉によるコミュニケーションの問題に対して、評価・訓練を行っています
- 活躍の場は病院だけに限らず、保健福祉施設や学校などの教育機関など幅広く対応しています

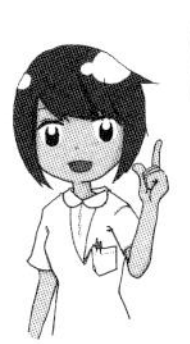

脳卒中の人とコミュニケーションに困ったら、相談してみるといいよ！
指示の出し方のコツとか、その人の言語機能に合わせた聞き方を教えてくれます！

管理栄養士

Registered Dietitian［RD］

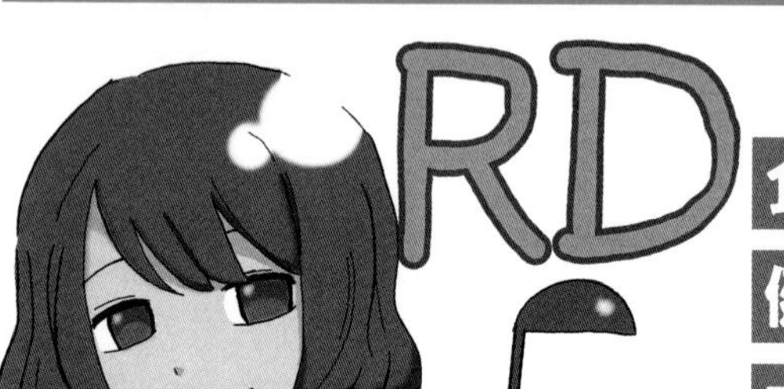

食事から患者さんの健康・笑顔を支えます!!

栄養の専門家！
患者さんの病態や生活に合わせて栄養管理をして、健康を支えます。

カロリー計算や献立作成できます!!

食事のことは何でも相談してください。

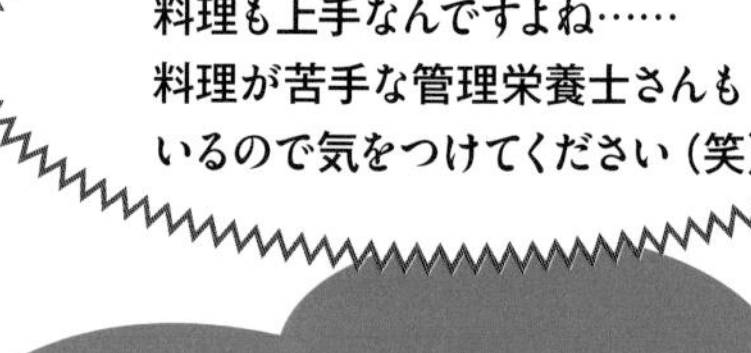

NG
管理栄養士だから
料理も上手なんですよね……
料理が苦手な管理栄養士さんも
いるので気をつけてください（笑）

主な仕事

- 病院や福祉施設などで、患者さんに必要な栄養素や栄養管理の方法を指導しています
- スポーツ選手の栄養指導や、地域住民向けに健康づくりの普及活動なども行っています

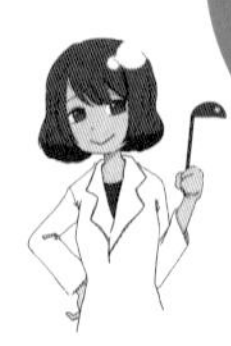

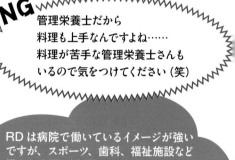

RD は病院で働いているイメージが強いですが、スポーツ、歯科、福祉施設など様々な分野で活躍しています。食事は人を健康にしたり、笑顔にしたり、幸せにしたりととても大切です。患者さんに寄り添った栄養指導で、たくさんの人の健康・人生をサポートしてほしいです (^^)

臨床工学技士
Clinical Engineer［CE］
または
［ME］（Medical Engineer）

工学的な思考、
機器の操作や分解も
できる！

医療機器の専門家！
医療機器を使った検査や治療の
サポートや管理をして、
トラブル時には颯爽と
駆けつけるぞ！

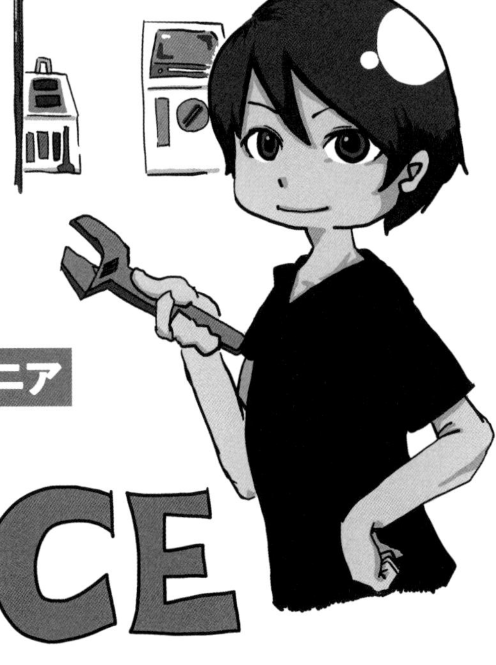

医療機器のことなら
おまかせ！
命をつなぐ医療のエンジニア

機器のことは何でも相談してね！
何か壊れたらとりあえず
CE を頼ってね！

NG 検査技師さんと
間違えないで！
私たち、技師ではなくて技士です！

主な仕事

・主血液浄化業務、人工心肺業務、呼吸治療業務、手術室業務、機器管理業務、集中治療業務、心血管カテーテル業務、高気圧酸素業務、ペースメーカー/ICD 業務

CE はいろんな分野で活躍
できる職種の 1 つ。
医療機器に関する知識と技術を
武器に、縁の下の力持ちとして患
者さんだけでなく、医療者からも
頼られる存在だぞ！！

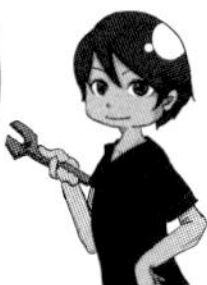

2　各職種が考える自分の仕事

Case 1　看護師

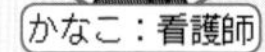

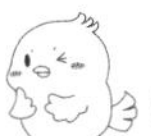

患者さんの訴えの先にあるもの

中堅子　実は……看護師って家政婦みたいに扱われていることありません？なんだかそれが嫌で。

かなこ　看護師は患者さんの一番近くにいる存在ですから、頼りやすいのかもしれません。中さんは、患者さんが一日でも早く回復するように頑張っているんですよね？

中堅子　はい。医師の指示のもと、点滴や与薬だけではなく、患者さんの状態によっては、清拭や食事介助などといった様々な日常生活援助もやっています。ただ、「家政婦」扱いはちょっと……。

かなこ　患者さんにとっては、頼りたいことがたくさんあるんでしょうね。

中堅子　それはわかるんですけどね。いつも看護師に頼っているけど、自分自身でもっとできないのかなって思っちゃう時があります。

かなこ　そうですね。病棟では一日に何人もの患者さんをみているので、忙しさでついそのように思ってしまうこともあります。では、患者さんの訴えの背景やその先に何があるのかを考えてみましょう。

中堅子　先に……？　どういうことですか？

かなこ　生活援助１つとっても様々な観察点があります。例えば、「リモコンを取って」「カーテンを閉めて」などの一見雑用のような行為でも、それぞれの背景にはどのような状況があるのかを観察、分析することができます。リモコンを取って、カーテンを閉めることは、誰にでもできることです。だけど、看護師として関わるのであれば、生活環境を整えることで、患者さんの精神状態が保たれたり、治療がスムーズにいくために行っているという目的を見つけ出せる仕事です。患者さんのADLであれば、どこまで自分でできそうであるかセッティングしたりできそうですね。

中堅子　なるほど。私はいつも同じようなことで患者さんに呼ばれていた気がします。その視点で関わることができれば、患者さんも楽だし、私たちも走り回らなくて済むかも……。

かなこ　呼ばれたことにだけ対応するのではなくて、その人が過ごしやすいような環境づくりや本人の考えを丁寧に聞いておくことで、できる看護があると思います。

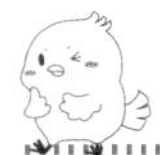

看護は言葉ではなく、関わりで伝える

中堅子　看護師の仕事や役割って患者さんにどう説明したらいいんですか？

かなこ　患者さんによって捉え方は様々ですよね。すべてを説明することはとても難しいと思います。また、看護の定義は様々ありますが、これが正解というものはありません。そこがまた難しくさせているところです。

中堅子　そうなんですよ～。言葉じゃ説明できないです。

かなこ　それでいいと思いますよ。大切なことはまず患者さんに関心を向けることだと思います。

中堅子　患者さんに関心を向ける……。

かなこ　薄井坦子氏の著書[1)]では、「ナースが対象にとって意味あるケアを行うためには、その人がどのような状態で生きているかを、一人の人間としてのまとまりをもって理解する努力が必要」と書かれています。病院に入院していると、つい疾患名で患者さんのことを考えがちになってしまいます。疾患のことももちろん大切ですが、患者さんにはそれぞれ違った生活背景があることを忘れないようにしたいですね。

中堅子　あ、確かに……。

かなこ　患者さんの立場や生活背景、どういう思いで治療に望まれているのかはそれぞれ違います。まずはコミュニケーションをとりながら、患者さんのことを知ってみてはどうですか？

中堅子　でも、それで看護を伝えられるのかな……？

かなこ　伝わりますよ。あなたが患者さんを思う気持ちが。

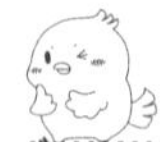

看護師は患者さんの伴走者

中堅子　かなこさんは、看護師の役割をどう考えていますか？

かなこ　看護師は患者さんの一番そばにいます。それは他の職種と大きな違いです。ときには辛い場面を一緒に分かち合い支える存在でもあり、他の医療者と患者をつなぐ役割もあります。

中堅子　たしかに患者さんに一番近い存在ですね。

かなこ　例えば、医師などの他の職種にもう少し聞きたいことや話したいことがあったのに聞けなかったということがありますよね。他の職種の方々は一日に何人もの患者さんの対応をしているので忙しそうに見える時があると思います。

中堅子　たしかに医師は外来などもやっているので忙しそうです。

かなこ　そういう時に確認したいことを医師とやり取りして、補足して説明をしたり、気持ちを代わりに伝えたりすることで円滑に治療を行うことが可能になってきます。

中堅子　なるほど、今度から意識してみます。

■文　献

1）薄井坦子：何がなぜ看護の情報なのか．日本看護協会出版会，1992

Case 2 薬剤師

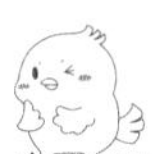

薬剤師の仕事は薬の準備？

中堅子　薬剤師さん！　いつも薬の準備ありがとうございます!!

イサミ　いえいえ。こちらこそ。

中堅子　薬剤師って、毎日薬の準備ばかりしてて大変ですね！

イサミ　ストレートだね（笑）。実は、薬の準備以外にもいろいろなことをしているんですよ。

中堅子　へえー！　それ、詳しく知りたいです。

イサミ　まず、薬を準備することを『調剤』と言います。調剤は、内服薬や外用薬に加えて、注射薬や抗がん剤の調製などを行っています。そして、それら医薬品の在庫管理や温度管理を徹底しています。

中堅子　そうなんですね！　ただ処方箋通りに薬を袋に詰めるだけだと思っていました！

イサミ　(笑)。さらに、すべての処方に対して、間違いがないか確認しています。これを『処方監査』と言います。間違いがあった場合、医師へ確認を取ります。これは『疑義照会』と言いますね。

中堅子　なるほど。処方の間違いを止めているのは薬剤師なんですね！

イサミ　医師への疑義照会は、割と煙たがられますけどね（笑）。他にも、臓器機能や病態に応じた薬剤の処方提案などもしていますよ。

中堅子　薬に関することはすべて関わっているんですね！

イサミ　そうですね。そして、薬を使用する患者さんへの服薬指導や、薬の効果・副作用のモニタリングも行います。

中堅子　たしかに！　最近病棟で薬剤師の姿をよく見かけます！

イサミ　なかなか表に出る機会も少ないので、病院薬剤師の仕事はあまり認知されていないんですよねえ。

中堅子　縁の下の力持ちって感じですね！

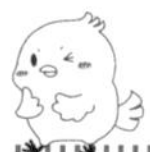

薬剤師の仕事をすべて説明するな！

中堅子　でも、薬剤師の仕事って患者さんには伝わりにくそうですね。

イサミ　そうですね。なので、場面に応じて説明は変わってきます。薬剤師の業務は広範囲にわたるので、すべての仕事の説明をすることはかえって混乱を招きますね。

中堅子　場面に応じるとは？

イサミ　例えば、「お昼の薬がお昼までに来なかった！」と言っている患者さんがいたとします。

中堅子　あ、たまにありますね！

イサミ　その場合は「薬を準備する前には、必ず薬剤師が内容を確認しています。少し気になることがあったので、いま医師に確認をしているところです」と伝えます。

中堅子　なるほどー。仕事内容を説明しながら、薬が遅れた理由を話すわけですね！

イサミ　この時、「間違いがあった」と言ってしまうと、医療ミスと勘違いされることもあるので、言い方には気をつけます。

中堅子　たしかに、「間違っていたので直してます！」って聞いたら心配になりますね！

イサミ　他にも、「薬の説明なら聞いてるから大丈夫！」と言っている患者さんがいたとします。

中堅子　頑固な感じ！（笑）

イサミ　その場合は、「薬を安全に使用していただくために、薬剤師目線でのお話をさせてください」と伝えます。

中堅子　なるほど。薬剤師も丁寧に説明してくれるのか！　って思えますね。

イサミ　そして、話をしていく中で、今後は薬剤師にも相談してみよう、と思ってもらうことが大切だと思います。

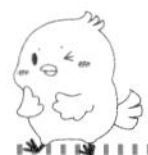

薬剤師のイメージを崩そう！

中堅子　薬剤師の仕事に対する印象が変わってきました！

イサミ　うれしいです。でも、世間での薬剤師のイメージは『病院や薬局で薬を手渡してくれる人』で固まっている場合がほとんどです。

中堅子　たしかに。私もそうでした。

イサミ　なので、そのイメージを崩すためには「お、薬剤師って頼りになるな！」と思ってもらえることが必要だと思います。特に患者さんと直接関わる『服薬指導』は薬剤師にとって、とても重要な仕事です。しっかりと話をするためにも、服薬指導のタイミングや頻度、関わる時間を患者さんのニーズに合わせて行うことが必要だと思います。

中堅子　具体的にはどうするんですか？

イサミ　例えば、不安でいっぱいな患者さんがいたら、何度も足を運び話を聴いてみる。自分の病気や薬に興味を持っている患者さんであれば、新しい薬剤を開始したタイミングで説明に行くようにする。あまり話をしたがらない患者さんの場合は、副作用の出現が予測できる時期に絞って、症状を聴取する。など、人に合わせて対応を変えることで、地道に信頼関係を築いていきます。

中堅子　すごい！　これは看護師の私にも応用できそう！

イサミ　そうして徐々に薬剤師の『薬の準備』以外の仕事を知ってもらいたいですね。

中堅子　私は今日で薬剤師のイメージがガラッと変わりました！　ただ薬を袋に詰めるだけと言ってすみません!!（笑）

イサミ　いいんです（笑）。大切なのは、薬剤師の仕事を知ってもらう中で、患者さんや他職種との信頼関係を築くことだと思います。

中堅子　薬剤師は薬のスペシャリスト！　これからもっと頼りにします!!

Case 3 理学療法士

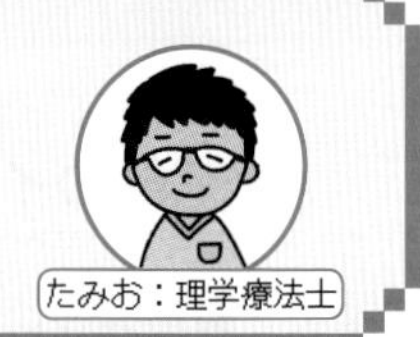

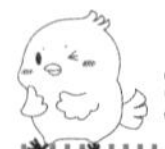

理学療法士はマッサージ屋さん？

中堅子　理学療法士って、よく患者さんにマッサージしている人ですよね？

たみお　おっと、それは理学療法士が傷つくパワーワードの１つですね(笑)。患者さんにもよく「マッサージ屋さん」と言われることがあるんですが、そうではないですよ。

中堅子　そうなんですか!?　失礼しました！　じゃあ理学療法士ってどんな仕事なんですか？

たみお　理学療法士は、日常生活で必要な基本的動作の専門家です。寝返り、起き上がり、立ち上がり、歩行などの改善を目指しています。そのリハビリの手段として、マッサージや関節可動域を広げる訓練、筋力をつける訓練や歩行訓練などをいろいろと組み合わせて行っています。

中堅子　なるほど。確かに病棟を歩いたり、筋トレしたりしているところも見たことがあります。でも、どの患者さんにも同じようなことをしているように見えるんですが……。

たみお　それもよく言われます。ですが実際は、患者さんごとにどれくらいの能力があるのかを評価して、その能力に合わせて個別の治療プログラムを組んでいます。例えば、下肢の筋トレでも、起き上がれない人は臥位の軽い負荷で行ったり、立てる人は立位で行ったりと、負荷のかけ方を患者さんに合わせて使い分けているんですよ。

中堅子　そうだったんですね。

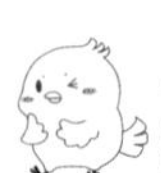

患者さんへの説明は、訓練と目的動作を結びつけるようにする

中堅子　じゃあ、理学療法士の仕事を患者さんに伝える時、どのように説明し

ているんですか？

たみお　僕の場合は、まずはシンプルに「生活に必要な基本的動作をできるようにリハビリするのが仕事です」と伝えますかね。

中堅子　ふむふむ。でも「動作」って言われても、実際にしているのは筋トレとか、関節の運動とかで、実際の動作じゃないことも多いんですよね？　患者さんは「動作ができるように」っていうイメージに結びつくんですかね……？

たみお　たしかに、ただ単に筋トレや関節運動をしているだけでは、動作に結びつかないこともあるでしょうね。

中堅子　え、じゃあそこはどうするんですか？

たみお　それに対しては、リハビリで行っている訓練が「何を目的に行っているか」を説明して結びつけていくんです。例えば、足の筋力が弱いために階段が上れない患者さんがいたとします。

中堅子　うんうん。

たみお　その患者さんに対して理学療法士は、寝た姿勢や座った姿勢での筋トレも行います。一見、階段を上る動作には結びつきませんが「階段を上るために筋力がもっと必要ですから、まずはこの姿勢で力がつくように運動をしているんですよ」というように、訓練が動作のどの場面につながるのかを説明しながらやっているんです。

中堅子　なるほど！　そうすれば患者さんも、何のためにリハビリをしているのかがわかって安心できますね。

動作で困ったら理学療法士に聞いてみよう！

中堅子　理学療法士のイメージがかなり変わってきました。患者さんの動作についていろいろと考えているんですね！

たみお　ありがとうございます。目指すのは患者さんの生活の質（QOL）を向上させることなので、そのために必要な動作についていつも考えていますよ。

中堅子　これからは、患者さんにも、「動作の専門家だから、生活動作で困っていることは聞いてみるといいですよ」って説明していきますね。

たみお　そうですね。理学療法士は、患者さんの生活で困っていることからリハビリプログラムを考えていくので、看護師からもそう伝えてもらえれば、患者さんももっとこちらに相談しやすいと思います。それに、看護師から相談を受けることも多いんですよ。

中堅子　たしかに、私も患者さんのポータブルトイレへの移行時期とか相談したことがあるかも！

たみお　そうですよね。患者さんを一人で立っても大丈夫かとか、移乗にどれくらい介助が必要かなど、動作に関してアドバイスできることは多いと思います。それから杖や歩行器、装具などの歩行補助具についても詳しいので、動作に関して迷った時は、ぜひ声をかけてみてくださいね！

中堅子　頼もしいです！　これからもっと相談していきますね！

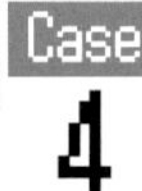

Case 4 作業療法士

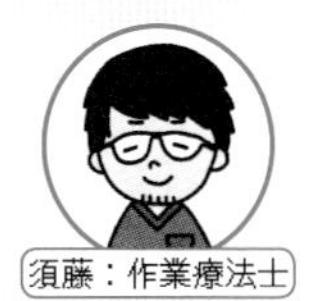

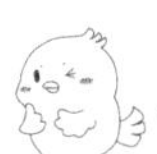

作業療法は何でも屋じゃない

中堅子　作業療法士って、手のリハビリしたり、塗り絵したり、理学療法士と同じように歩く練習もしてますよね。何でも屋みたいですね。

須藤　作業療法士は生活のしづらさを解決に導くスペシャリストです。しかし、患者さんや他職種によっては、様々な捉え方をされているのが現状です。例えば、「手のリハビリをする人」「身体だけじゃなく心のリハビリもしてくれる人」「生活に便利な道具を作ってくれる人」など、皆さんが接触したことのある作業療法士像によって捉え方が違うんですよね。

中堅子　私が見たことあるのは、作業療法士のごく一部ってことですね。

須藤　はい。実際、作業療法士の仕事の範囲は広範囲で、理学療法と同じように関節可動域を拡大する練習や筋力を強くする練習も行います。また、自助具といって生活動作が一人で行えるように道具を工夫することがあります。

中堅子　余計にわからなくなってきた。

須藤　実は、これはすべて生活のしづらさを減らすことにつながっているんです。患者さんの生活のしづらさを減らすためには、その問題に合わせて様々な引き出しと道具があったほうが効果的な方法が提供できるので、作業療法士は一見すると何でも屋のようなマルチプレイヤーに見えるのかもしれません。

中堅子　そういうことですか…！

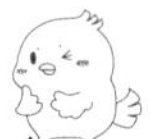

作業療法の説明は相手に合わせて変化する

中堅子　でも、作業療法ってどう説明するんですか？　難しそう。

須藤　作業療法が広範囲にわたる以上、端的に説明するために、必ず一部は削ぎ落とされてしまいます。現場で一から十まで作業療法の説明をすることは現実的ではないですよね。

中堅子　そうですね。

須藤　大切なのは、その相手に必要な作業療法について絞ることです。例えば、筋力が低下していて、そのために生活の一部ができなくなっている患者さんがいたとします。その場合は、まず「生活の一部をできるようにすることが私（作業療法士）の役割です」と端的に伝えることです。

中堅子　筋トレはしないんですか？

須藤　いいえ、「その手段として、筋力を強くする方法を教えたり、筋力が弱くても生活動作を行える道具を作ったりしますね」とお伝えするようにしています。

中堅子　なるほど、いろんな引き出しがあって、頼もしいですね。私は看護師ですが、作業療法について聞かれることもあるので、次聞かれたらちゃんと答えてみたいと思います。

言いたいことを伝えるコツは？

須藤　相手に合わせて説明の仕方を変えることは簡単そうに見えますが、実際は難しいです。作業療法の説明に限らず、言いたいことを相手に伝えるコツがあるのです。

中堅子　それは気になります！

須藤　１つ目のポイントは、相手の状況と問題を理解することです。例えば、病院に入院した患者さんの場合、患者さんは何らかの病気を患い、症状がひどく治療が必要な状態になったことで、入院となっているはずですよね。もしかすると、あなたが訪れた時、患者さんの症状が落ち着いていない場合や、不安で昨夜眠れていない場合もあるかもしれません。そんな時に、「起きてください」っていきなり言われても辛いですよね？

ことを覚えています。

中堅子 そうです！　だいたい事件は病棟で起きているんですよ！　ところで、言語聴覚士にはどんなことを聞けばいいんですか？

みややん そうですね。単純に病棟での困り事を相談していただけると助かります。リモコンが操作できないとか、Yes/No のサインがわかりづらいとか、どんな時に暴れているとか。

中堅子 あ、そうなんですね。食べられない時しか相談していなかったかも…。

みややん コミュニケーションがちゃんと取れないと、患者さんはものすごくストレスを抱えてしまうので、早めに解決してあげたいです。

中堅子 あと、素朴な疑問ですが、五十音表は使いますか？

みややん 失語症の場合は、五十音表は使わないですね。声が出ないのではなく、言葉が思い浮かばなかったり、そもそも文字として読み取ることが難しい場合もあるので。

中堅子 そ、そうなんですね。

みややん 脳ではなく、末梢に問題がある構音障害のケースでは有効です。

中堅子 なるほど。看護師が安易に考えるより、言語聴覚士に相談したほうがよさそうです！

Case 6 管理栄養士

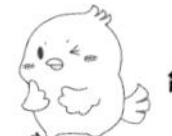

管理栄養士が知られているのは名前だけ？

うめやん　あ、中さんね。管理栄養士の仕事についてですか？

中堅子　そうなんです。何となく知ってるつもりではいたのですが、詳しく聞いてみたいなと思って。

うめやん　管理栄養士がいるのは知っているけど、実際に何をしているかが知りたいってことですね。

中堅子　はい…。栄養指導をしているのはわかってはいるのですが…。

うめやん　他職種からはそのようなイメージが強いようですね。もしかして、栄養相談がない時間は暇なのではないかと思ったりしてない？

中堅子　ぎくっ。

うめやん　毎日の給食の献立をチェックし、検食を自ら行い、献立内容や調理方法の検討といった業務を行っているのですよ。

中堅子　食事全般を担っているのですね！

うめやん　そうですね。院内の栄養については、専門職として責任を持って管理できるように考えています。

中堅子　なるほど。たしかに食事は身体の基本ですから、とても大切なことですね。

うめやん　食形態の変更や食べ合わせ、アレルギーなどの対応についても管理栄養士が確認しています。管理栄養士の仕事の中身は、たくさんの人に伝えたいです。

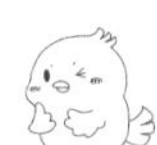

管理栄養士の働く場所は病院だけじゃない

中堅子　管理栄養士さんは、病院以外ではどこで働いているのですか？

うめやん　管理栄養士が活躍している場は、医療・福祉・行政・スポーツ業界など様々ですよ。関わる人も幅広くて、子どもから高齢者、病気の人、スポーツ選手、健康な人などが該当します。

中堅子 えっ、行政で働くこともあるのですか？

うめやん 例えば、保健センターや保健所などで健診時の栄養指導を行っています。また、地域住民への健康相談や健康情報の発信、母子や高齢者への健康指導を行っています。

中堅子 なるほど。じゃあ、スポーツ選手へは？

うめやん スポーツでは、アスリートの健康サポートをしていますね。野球やサッカーチームなどに配属される場合や、ジムに勤務する場合もありますね。

中堅子 スポーツでも重宝されるのですね。

うめやん 最近は公認スポーツ栄養士という民間資格もあり、需要が高まっているようです。

中堅子 活躍の場所が増えているのですね。

うめやん こうした様々な場所で、関わる一人ひとりに合わせた食事や栄養のアドバイスをすることによって、関わる人の健康、そして人生を支える仕事です。また、医師や看護師、理学療法士、薬剤師などの多職種と連携して、患者さんの治療効果を高める役割があります。

中堅子 食事や栄養を通して健康を支える…いい仕事ですね！

管理栄養士は栄養を通して人生と健康をサポートする

中堅子 管理栄養士の仕事を一言でいうと、どんな仕事ですか？

うめやん 栄養の専門家ですかね。一人ひとりに合わせて、食事や栄養のアドバイスをして、その人の人生や健康をサポートしていく存在です。

中堅子 食事や栄養の大切さはどのように伝えていますか？

うめやん 栄養は身体を動かしていくのに欠かせない要素です。栄養が偏ることで生じる病気もたくさんあります。ですから、栄養によって様々な病気が予防できることは必ず伝えています。

中堅子 なるほど。

うめやん　例えば、鉄分でうつ病が良くなることや、糖質を抑えることによって花粉症や認知症の症状が改善することもあります。栄養の大切さをしっかりと伝えて、皆さんの健康につながるようにサポートしています。

中堅子　ありがとうございます。これからも連携していきましょう！

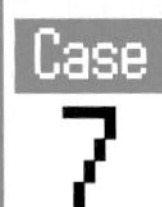

Case 7 臨床工学技士

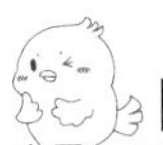

臨床工学技士も医療職

中堅子　臨床工学技士って実は関わったことなくて…、医療職ですか？

さぼ　(失笑)……。えーと、一応1987年にできた医療系の国家資格です。病院の実習の時見ませんでした？

中堅子　実習の時はいろんな人が出入りして全然誰がどの職種かわかりませんでした。

さぼ　では「MEさん」とか「CEさん」って聞いたことありますか？

中堅子　あ！　聞いたことあります！　実習の時よくMEさんに機械のこと教えてもらいました。

さぼ　おー！　よかった。CEの正式名称は臨床工学技士って言うんですよ。

中堅子　そうだったんですね！　てっきり医療機器メーカーの方かと思ってました。よく病院にいるなぁって（笑）。医療職だったんですね。

さぼ　臨床工学技士は病院に勤めている医療職ですよ。看護師みたいに病棟に何人も配属するわけではなく、CE室や手術室、カテ室、透析室、いろんなとこで仕事してるのでわかりにくいかもしれませんね。

中堅子　そうなんですね。CEって医療機器の説明をしてくれる人？　いつも何してるんですか？

さぼ　CEは医療機器の説明もしますが、どちらかというと、「医療スタッフが医療機器を安全に使えるように保守点検してます」。さっきも言ったみたいに医療機器の操作法の説明も安全に使えるための仕事の1つですね。

中堅子　なるほど。医療機器を安全に使うことが患者さんの安全につながるということですね。

さぼ　その通りです！

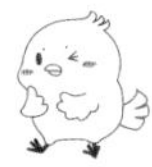

臨床工学技士は「病院で働く医療機器の専門家」と説明しよう！

中堅子　臨床工学技士がどんな人なのか少しずつわかってきました。透析を受けていたり、呼吸器を付けていたりする患者さんに説明する時はどうやって説明すればいいですか？

さぼ　僕が患者さんに自分の職業を説明する時はシンプルに「医療機器の専門家です」と説明してます。

中堅子　なるほど。でも医療機器の専門家なら「医療機器メーカーの人」もいるじゃないですか。患者さん勘違いしませんかね？

さぼ　たしかに。では「病院で働く医療機器の専門家」はどうでしょう？「病院で働く」と付ければ患者さんも医療職とわかると思います。

中堅子　それいいですね。そうやって説明するようにします。あ〜でも、私が患者さんの立場だと、「で、何をしてる人なの？」って聞いちゃいそうなんですが、どうすればいいですかね？「医療機器の点検や修理する人」とかですか？

さぼ　うーん。それでは少し誤解を招いてしまいそうですね。医療機器の保守点検はもちろん仕事ですが、実は臨床業務も多く行っています〔施設によります。参考：(公社）日本臨床工学技士会〕。手術室で手術機器の補佐を行うこともあります。あと、CE は点検はしますが、修理はあまり行わず、医療機器メーカーに依頼する場合が多いです[1)]。なので「病院内の医療機器を点検したり、調整しながら、治療や検査のサポートをしています」と答えるのはどうでしょう？

中堅子　かなりしっくりきました。これから患者さんにそうやって説明したいと思います。

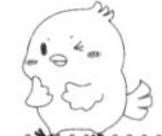

患者さんに説明する時は身近な医療機器を挙げてみよう

中堅子　あー。でも患者さんに「医療機器って何？　わからん」って言われたらどうしましょう。

さぼ　そういう時は、身近な医療機器を挙げてみてはどうですか？　例えば、輸液ポンプとかはどうでしょう？　入院中、点滴をやる方は多いのではないでしょうか？　今は点滴する時、輸液ポンプは必ずと言っていいほど使いますよね。輸液ポンプは僕らが点検する医療機器第一位ですよ。

中堅子　なるほど。科にもよりますが、たいていの人は点滴しますよね。そう考えてみると、看護師も一番よく使う医療機器第一位かもしれません。

さぼ　あとは百聞は一見にしかずだと思うので、実際医療機器を使っている時、患者さんに説明してみると効果的ですよ。

中堅子　たしかに。自分に使われている医療機器なら患者さんも気になりますし、その時「臨床工学技士はこの医療機器を安全に点検してくれてる医療スタッフですよ！」と言えば、ついでに業務内容の説明もできちゃいますね！

さぼ　お、いいですね！　これで臨床工学技士の説明はバッチリですね！

■文　献

1）（公社）日本臨床工学技士会 医療機器管理業務指針検討委員会：医療機器管理業務指針. 2012

Column ②

他職種のカルテを覗いてみよう！

作業療法士編

7日前に脳出血発症（右頭頂葉） 初期評価 ・Com：理解良好、表出良好 ・スクリーニング☞①：見当識△（日時が曖昧、場所○）、キツネ模倣可、上肢挙上、手指屈伸動作にて左手がやや拙劣、左側に注意が向きにくいか ・COPMを実施。本人にとって重要な作業の把握とともに、現状況を評価。趣味は料理。☞② 1. 料理がしたい　重要度10/遂行度1/満足度1 2. トイレが一人でできる　重要度10/遂行度4/満足度2 3. 買い物に行く　重要度8/遂行度1/満足度1 4. 車の運転がしたい　重要度6/遂行度1/満足度1 5. お菓子を作りたい　重要度5/遂行度1/満足度1 今後の予後予測とともにどんな作業に従事可能かを今後本人と会話を重ね、意思決定していく。☞③ 家族の意向としては家にいてくれればよいとのこと☞④。 →本人と家族の考えに乖離あり、目標設定に注意を要する	☞①初期評価では、正式な検査を行うことが難しいので、ベッドサイドで可能な簡易テストで高次脳機能障害を予測しています。 ☞②COPMはカナダ作業遂行測定という評価で、本人にとって価値のある活動を聴取し、本人の主観的な捉え方を数値化しています。重要度、遂行度、満足度はそれぞれ1～10で表します。遂行度は「どれくらいできていると感じるか」、満足度は「現状にどれくらい満足しているか」を表しています。 ☞③COPMの結果を全部やっていくのではなく、本人と話し合いしながら進めています。 ☞④家族の意向と本人の考えが違う時は要注意！　家族の意向をそのまま伝えてしまうとトラブルになったり、落ち込んでしまうことがありますので、スタッフ同士で注意喚起しましょう。

解説

作業療法士は、患者さんの病気や障害の特徴を捉えると同時に、患者さんの個人的背景を聴取しているようですね。作業療法士と連携することで、患者さんの気持ちや大切にしていることを知ることができるかもしれません。

Mission 3
他職種に相談してみよう

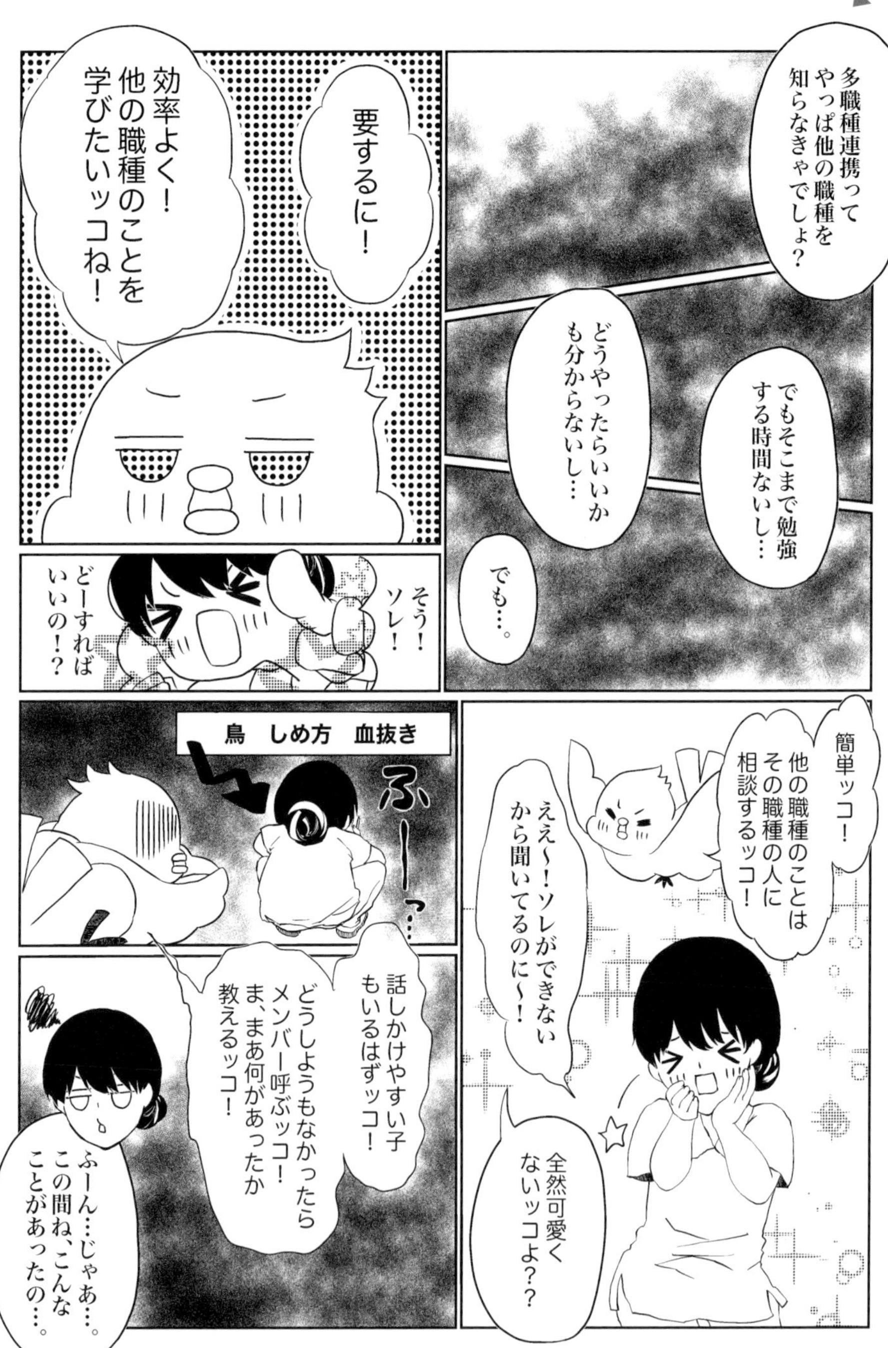

多職種連携って
やっぱ他の職種を
知らなきゃでしょ？
でもそこまで勉強
する時間ないし…
どうやったらいいか
も分からないし…
でも…。
要するに！
効率よく！
他の職種のことを
学びたいッコね！
そう！
ソレ！
どーすれば
いいの！？
簡単ッコ！
他の職種のことは
その職種の人に
相談するッコ！
ええ～！ソレができない
から聞いてるのに～！
全然可愛く
ないッコよ？？
鳥　しめ方　血抜き
ふーーっ…
話しかけやすい子
もいるはずッコ！
どうしようもなかったら
メンバー呼ぶッコ！
ま、まあ何があったか
教えるッコ！
ふーん…じゃあ…。
この間ね、こんな
ことがあったの…。

◀スタート

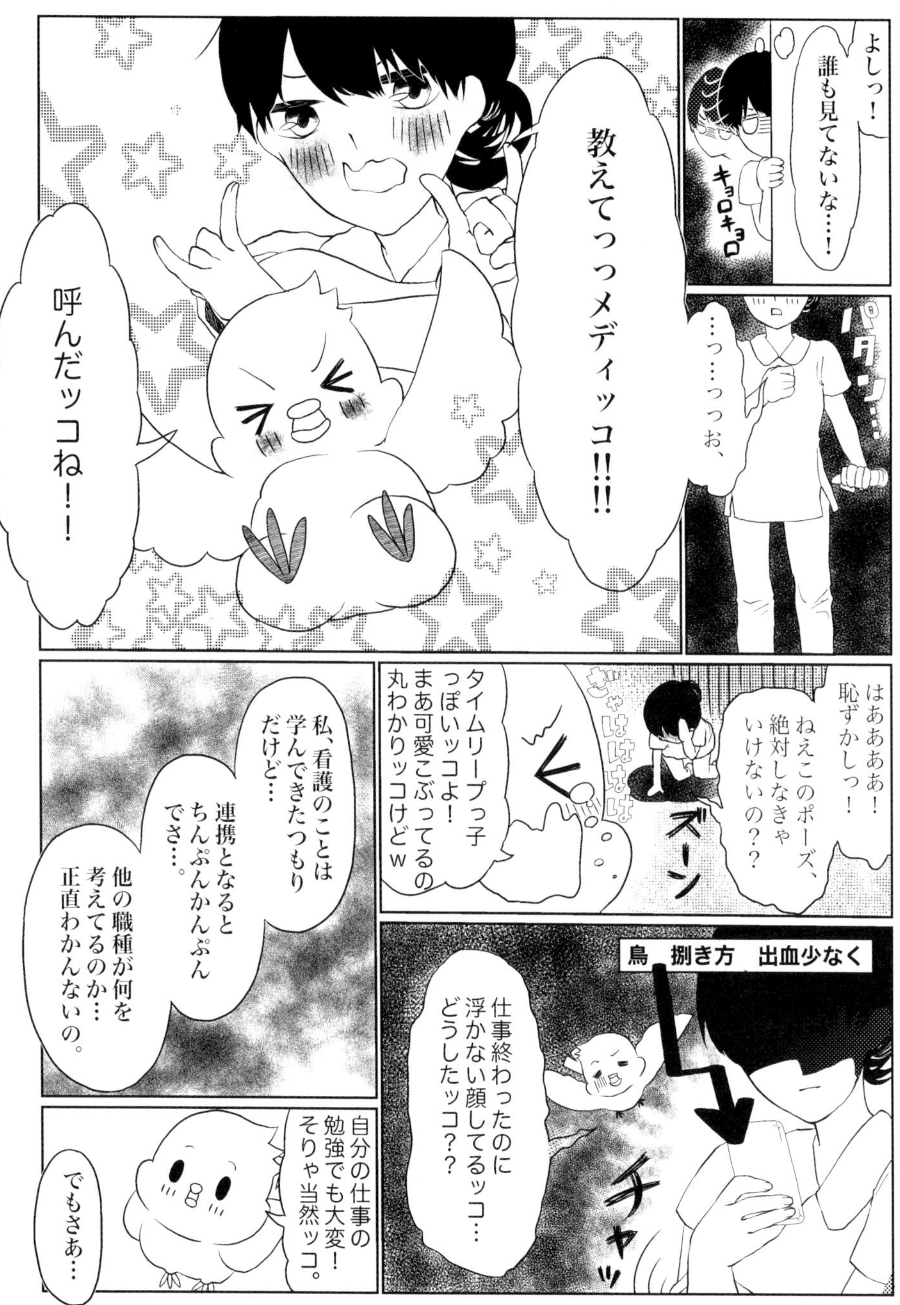
よしっ！
誰も見てないな…！
キョロキョロ
パタン…
…っ…っっお、
教えてっっメディッコ!!!
呼んだッコね！！
はあああぁ！
恥ずかしっ！
ねえこのポーズ、絶対しなきゃいけないの？？
ぎゃはははは
ズーン
タイムリープっ子っぽいッコよ！
まあ可愛こぶってるの丸わかりッコけどw
私、看護のことは学んできたつもりだけど…
連携となるとちんぷんかんぷんでさ…。
他の職種が何を考えてるのか…正直わかんないの。
鳥　捌き方　出血少なく
仕事終わったのに浮かない顔してるッコ…どうしたッコ？？
チャッ
自分の仕事の勉強でも大変！そりゃ当然ッコ。
でもさぁ…

▶上へ

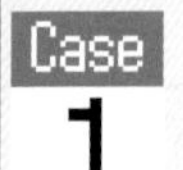

助産師編

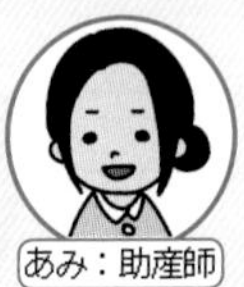

登場人物紹介

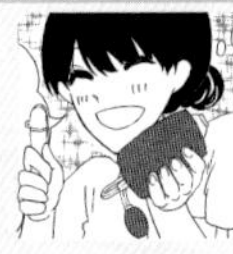 中 堅子	産科の経験は看護学生時代の実習で褥婦さんを受け持ちしたのみ！　産科実習の指導助産師が怖くてそれ以来産科に対して苦手意識を持っている。
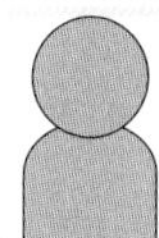 患者 A	35 歳、初産婦。妊娠 30 週 0 日。基礎疾患はないが、左下腿を骨折。産科病棟が満床のため、中の働いている病棟に転棟してきた。
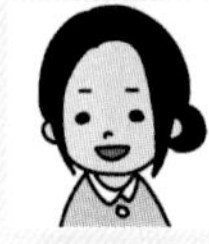 助産師あみ	年齢は 2 歳年上だが、なんだか頼りない。わからないことがあったらすぐに先輩に泣きつく。素直だが何でも口に出してしまう。
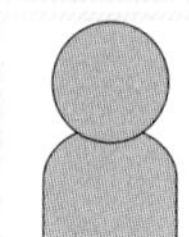 先輩助産師	10 年目助産師。元気いっぱいで皆の頼れる先輩。しかし皆に頼られすぎていつも忙しくしていてなかなか捕まえられない。

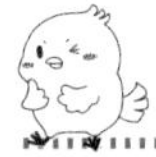

～申し送り～

先輩　転棟受けてもらってありがとうございます！　A さんは初産で、状態は落ち着いてるので大丈夫だと思います！

（PHS が鳴る）

（通話）はい、産科です。あー、あの人もうお産になりそう？　わかりました。すぐに病棟に戻ります！（終話）

では、必要なことはカルテに書いておいたので！　A さんよろしくお願いします！

（タッタッタッタッ……病棟に戻っていく）

中堅子　……。

（私、妊婦の受け持ちするの初めてなんだけどどうしよう…。カルテに書いてあるって言ってたけど。）

（カルテを開く）

えーっと、バイタルサインは問題なし。お腹が張っているけどすぐ治まったと。ん？　お腹が張る原因って何があるんだろう？　何か見落としてないか不安になってきた（汗）。

（そうだ！　今日は同期のあみが働いていたはず！　妊婦さんの看護で何に気をつけたらいいか、こっそり聞いてみよう！）

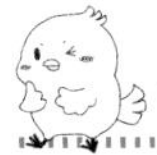

～同期あみとの会話～

中堅子　あ！　あみ？　今日産科から転棟してきたAさんのことでちょっと教えてほしいんだけどいいかな？　私、妊婦を看護するのは初めてで。

あみ　Aさんね。状態は落ち着いてるし、トイレと清潔ケア以外は自立してるから問題なさそうだけど。

中堅子　そうなんだ。カルテには、お腹が少し張ってたけどすぐに治まったって書いてあったのだけど、これは大丈夫なのかな？　申し送りでも「落ち着いてるから大丈夫」って言ってたけど、わからないことばかりで不安で。

あみ　え～、まだ褥婦さんの担当しかしたことないから私もわかんない～。先輩に聞いてみる～。

（電話口で）先輩～。さっき転棟したAさんがお腹張ったけどすぐ治まったって言ってたみたいなんですけどどうしたらいいですか～？　あと、中さん初めて妊婦さんみるみたいで困ってます～。

中堅子　（うわー。こっそり電話した意味ないじゃない！）

あみ　先輩が一緒に行ってAさんみてくれるって～。今から行くね～。

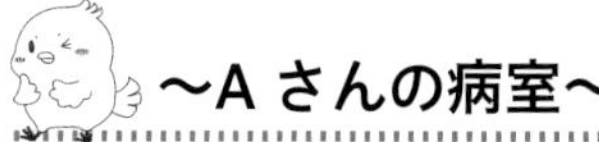

〜Aさんの病室〜

先輩　Aさん大丈夫ですか？　お腹張ってました？

患者A　さっき産科病棟から移動してきた後少しお腹が張っていて……、もう治まったけど赤ちゃん大丈夫かな。（涙ぐむ）

先輩　お腹が張って心配になってしまったんですね。痛みはなかったですか？　出血は？　少しお腹を触らせてくださいね。
（腹部を触診する）
今はお腹がやわらかいし、赤ちゃんもよく動いていますね。

患者A　痛みとか出血はなかったです。よかった〜。

先輩　今日ちょうど妊婦健診の日で、朝エコーしてましたよね。子宮の出口の長さ（子宮頸管長）はしっかりあったし、子宮の痛みも出血もない短時間のお腹の張りなので、動いたために一時的に張ったんでしょうね。もしまた繰り返してお腹の張りや痛み、出血があれば教えてくださいね。

患者A　ありがとうございます。安心しました。

中堅子　先輩ありがとうございます。

助産師 あみからの解説！

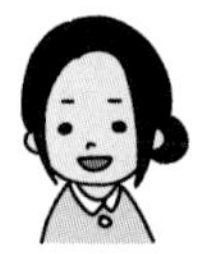

助産師も看護師と同様に患者さんの症状の観察や異常の早期発見を行います。「妊婦だからわからない!!」と不安になることはなく、基本に忠実に、正常か、正常からの逸脱かを判断して対処していけば大丈夫です！　妊婦の正常がわからない時は、近くの助産婦に気軽に相談し、患者さんの身体に触れて、患者さんのことをよく看てみてください。一緒に患者さんを看させていただきますよ！

Case 2 薬剤師編

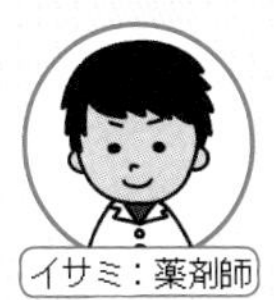

登場人物紹介

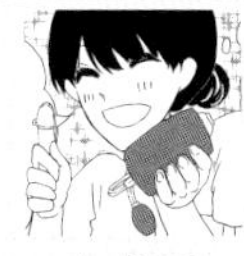
中 堅子

薬の名前を覚えるのがどうも苦手。
その苦手意識から薬剤師も実は苦手。

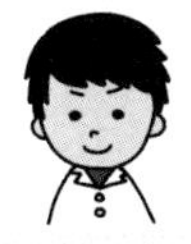
薬剤師イサミ

中堅子と同期。おっとりとした口調だが、知識は豊富。

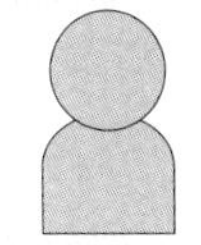
先輩薬剤師

薬剤師 10 年目。看護師との連携を大切にしているが、基本は無愛想で理屈っぽい。

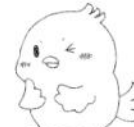

～中とイサミの会話～

中堅子　最近新しい薬とか多くって、薬のことがどんどん苦手になっていくのだけど、薬剤師はどうしてるの？

イサミ　そりゃそうだよね～。僕も苦労してるよ。

中堅子　国家試験の時は覚えたけれど、名前が変わりすぎて、どうやって勉強したらいいのかもうわからない！

イサミ　僕らは専門だからね。新しい薬が出るたびに添付文書をしっかり読んで、疑問があればその根拠になる論文を調べているよ。時間は足りないけどね。

中堅子　そういえば、病棟にも薬剤師がいるけど、どんなことをしているの？

イサミ　病棟薬剤師はね、病棟の薬剤全般に関する業務を担うために常駐しているんだ。服薬指導や病棟内の医薬品管理、看護師への情報提供などいろいろな仕事をしているよ。薬のことでわからないことは何でも病棟薬剤師に相談していいと思うよ。

中堅子　そうだったんだ。実は薬のことが苦手すぎて、なんだか薬剤師に声をかけるのも億劫になってしまって……（笑）。実は、あんまり話したことないかも。

イサミ　ええ～もったいなくない？

中堅子　そうなんだ。そういえば、この間、薬剤師が医師や先輩看護師と話していたっけなぁ。バンコマイシンの血中濃度がどうとか言ってた。あれってどーゆー意味だったんだろう？

イサミ　中さんの病棟の薬剤師は僕の先輩だね！　今度話しかけてみたら？

中堅子　無理無理無理！　あの人はいつも怒っている気がして、話しかけられないよ！

イサミ　実は優しいから、大丈夫だよ。

中堅子　ほんと？　うーん、勇気出してみよっかな。

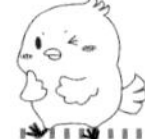

～病棟にて～

中堅子　すみません。薬剤師さん。

先輩　はい。

中堅子　薬について相談なんですけど……いいですか？

先輩　なんでも聞いてください！

中堅子　（あれ、意外と話しやすい？）
バンコマイシンのことで相談なんですけど、この間から投与量が変わったじゃないですか？　薬剤師さんがなにやら先生に話しかけていたので、どういう意味なのか知りたくて……。

先輩　まさに！　いい質問です。お答えしましょう！

中堅子　（テンション上がってる！）

先輩　まず、バンコマイシン投与前に採血をしてもらったと思います。血中濃度を見させてもらいました。その結果と患者さんの背景を鑑みて、今の量では多いと判断したのです。そこで医師に「このままの投与量で継続すると、血中濃度がより上昇すると予測されます。副作用が出る恐れがあるので、次回から少し減量を推奨します」と提案をしに行きました。

中堅子　なるほど！　あの採血からそんなやりとりがあったんですね！

先輩　投与量が変わったので担当の先輩看護師さんには伝えておきました。イレギュラーな投与量変更はインシデントの元ですからね！

中堅子　そんな連携があったなんて、知りませんでした。

先輩　でも、質問してくれたのは中さんだけですよ。ありがとう。中さんの採血のおかげで、適切な濃度で管理できています。

中堅子　そんなっ！　こちらこそありがとうございます。

同期薬剤師 イサミからの解説！

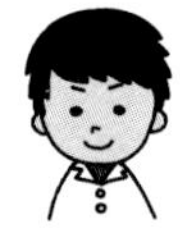

病棟薬剤師の仕事はたくさんあるけど、今回はTDMについての紹介だよ。そもそも、TDMって、あまり聞きなれないんじゃないかな？　TDMは『治療薬物モニタリング』（therapeutic drug monitoring：TDM）と言って、薬の血中濃度を測って、投与量を調整することなんだ。ほとんどの薬はそんなことしなくていいんだけど、治療効果や副作用が血中濃度と関係が認められる薬では、TDMが推奨されてるんだね！　適切な治療効果を得るために、薬によって一般的な目標血中濃度範囲が決まってるんだけど、個人差によりすべての患者に当てはまるとは限らないんだよね。理論上は理解していても、実践はとても難しくて、薬剤師の腕の見せ所だな～。私も早くやりたいな～！　てか、あれ?? 中、最後なんか照れてな～い!?（ニヤニヤ）

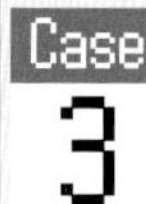

理学療法士編

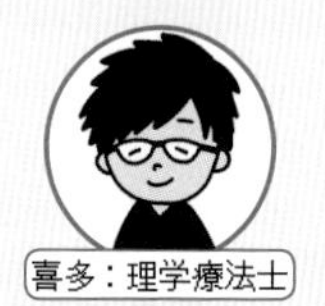

登場人物紹介

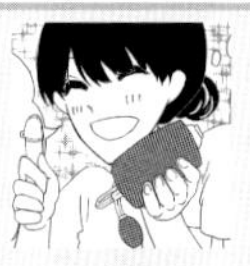 中 堅子	患者さんの状態が目まぐるしく変化する整形急性期病棟にようやく慣れてきた。
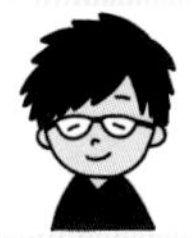 理学療法士 喜多	中堅子と同期。話を聞くことが上手で、先輩の行動パターンや思考パターンがだいたいわかる。
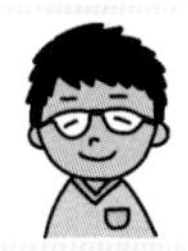 理学療法士 たみお	理学療法士 10 年目。看護師からの情報収集は大切だと思っているが、いかんせん、せっかちなため最後まで人の話を聞かない。

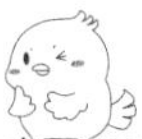

～整形外科病棟でのひとコマ～

たみお　中さん、ちょっといいですか！

中堅子　はい！（ドキドキ）

たみお　TKA（全人工膝関節置換術）術後 10 日目の A さんなのですが、今日は炎症所見がかなり強く出ています。昨日何か変わったことはなかったでしょうか？

中堅子　えぇぇ……と……抜糸もまだしてないし……なんだろう……。

たみお　例えば、自主トレとして歩行器歩行をたくさんしていた……なんてことはなかったですか？

中堅子　え、たしか……朝の検温の時に「昨日はたくさん歩いた！」って言っていました。もしかしたらその影響かな……。

たみお　たくさんってどれくらい歩いたのでしょうか？

中堅子　わっ……わかりません！（アセアセ）

たみお　ありがとう！　ひとまずAさんに聞いてみるね！
（ダダー←走り去るたみお）

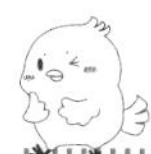

〜お昼休みの食堂にて〜

中堅子　あ、喜多さん！

喜多　お、中さん！

中堅子　ちょっと相談なのだけど……。今日、たみお理学療法士にTKA患者さんの炎症所見について聞かれたの。でも、何を伝えたらよいかわからなくて……喜多さんなら何を聞きたい？

喜多　僕なら患者さんが昨日どんな過ごし方をしてたか知りたいな！　たしかAさんは昨日から歩行が自立になったんだよね？

中堅子　うんうん。

喜多　術後に歩く量が多いと、炎症所見が強くなる患者さんもいるよね？　だから、Aさんがどれくらい歩いたのか知りたいんじゃないかな。看護記録には書いていないようなことを知りたいはずだよ。たくさんってどれくらい歩いたか覚えてる？

中堅子　なるほど！　たしかに……。今朝は「朝昼晩と30分ずつ自主トレしました！」って言ってた。炎症所見につながるのか。

喜多　うんうん、そういう情報を知りたいよね。

中堅子　あ！　あと「自分で膝を曲げ伸ばし頑張った！」って言ってた。どう頑張ったのかな？　これもきっと影響するよね。

喜多　そうだね！　そういうことをたみお理学療法士は知りたいはず。次に聞かれたら言ってみて！

中堅子　わかった！　ありがとう！

先輩理学療法士 たみおからの解説！

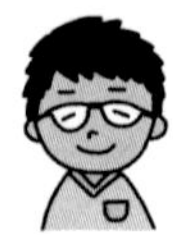

そう、私を含めた理学療法士の多くは、患者さんが日々どのように病棟生活を過ごしているかをとても気にしています。それは、日常生活の変化が理学療法のやり方に影響するからです。

今回の TKA を行った A さんでは、歩行器歩行や膝の曲げ伸ばしといった自主トレーニングをたくさん行っていました。それによって炎症所見が強くなっていたと考えられます。私たち理学療法士はそのような情報を得た時には、患者さんと自主トレの量や方法を再考しなければなりません。病棟生活はとても大切な情報なのです！

もちろん、患者さんからすべての情報収集が行えればよいのだが、患者さんだけでなく、看護師からも情報収集を行うことでより確実な情報を得るようにしています。なので、看護師のことはとても頼りにしています！

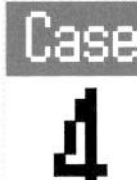

Case 4 作業療法士編

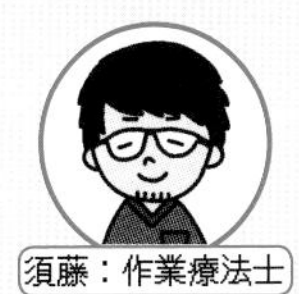

登場人物紹介

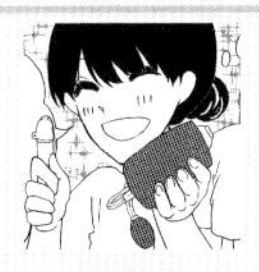 中 堅子	整形病棟で働く。患者さんからリハビリのことをよく聞くが見たことはない。
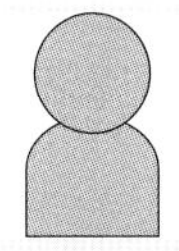 患者Ａ	大腿骨頸部骨折で入院中。初めは痛みが強くて立てず落ち込んでいた。
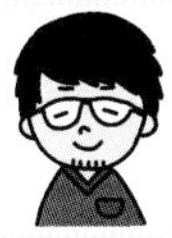 作業療法士 須藤	中堅子と同期。意識は高いけど、一言足りなくてトラブルになる。考えてることがあまり周りに伝わらない。

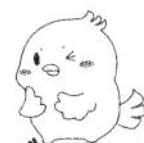

患者伝いで耳にする作業療法士の考え

患者Ａ　ああちょっと。看護師さん。

中堅子　はい、どうしました？

患者Ａ　昨日の作業療法で、トイレに行けそうだと言われたんだけども、まだ一人で行ってはダメかね。

中堅子　え？　トイレですか……。（あれ、カルテ読んだけど書いてなかったような）

患者Ａ　呼ぶのは申し訳なくてなあ。作業療法では褒められるから、行ける気がするんじゃよ！

中堅子　そうなんですね！　じゃあ、今度一緒に行ってみましょうね！

患者Ａ　作業療法の人にも聞いてみてくれ！

中堅子　わかりました！

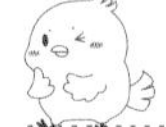

作業療法士が考える自立支援とは

中堅子　あ、ねえねえ、聞きたいことがあるんだけど。

須藤　あ、中さん。

中堅子　昨日、A さんからトイレ自立できないかって聞かれたのだけどさ。カルテには書いてないからこうして聞きに来たってわけ。

須藤　ギクッ……A さんのことですね。

中堅子　そう。本人は一人で行けるかなって言ってるけど、どう見ても無理そうなんだもん。

須藤　A さんはリハビリ室で練習しているんですけど、手すりに掴まってやっと 1 分立てるようになったところです。

中堅子　そうよね!?　じゃあ、何で行けそうだなんて言ったの？

須藤　理由は 2 つあって、1 つは成功体験を積んでほしいからです。これでも毎日少しずつ変化があるので、その変化を伝えているんです。若干オーバーだったかもしれません。

中堅子　なるほど。確かに初めは落ち込んでたもんねー。もう 1 つは？

須藤　患者さんの自立心を高めたいのが本音です。僕たち医療職の言われるがままではなく、本人が大切にしていることをなるべく早く達成したいと思って。A さんはトイレをできるようにして、奥さんの負担を減らしたいと思っているみたいです。

中堅子　そうだったのね！　今度はカルテに書くか、一言言ってよね！

須藤　は、はーい。

同期作業療法士 須藤が解説、自立支援の心得

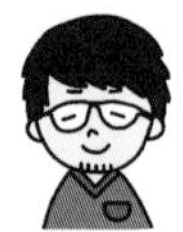

患者さんは、自宅では父親や趣味グループの一員、職場での役割などを複数

持ちます。しかし、病院では「患者役割」になっていることが多いです。僕たち作業療法士は、患者さんが退院後に担う役割へとつなげるため、自立支援を早期から行います。それには、患者役割からの脱却が必要な過程なんです。

そのために、患者さんが必要だと思うこと（トイレ）について早く実現し、自ら行動を起こそうとする意欲を引き出すために、患者さんのできたことを褒めていきました。今回、僕は看護師に伝えるタイミングが遅れてしまいましたが、医療者だけでの情報交換が徹底されていても十分とは言えないのです。そうして患者さんが医療に参画することで、患者さんが自らの問題に立ち向かい、退院後も自らの役割を再獲得することを促します。あ、看護師との情報共有は遅れちゃだめですよ！　僕ももっと話すように頑張ります。

Case 5
言語聴覚士編

登場人物紹介

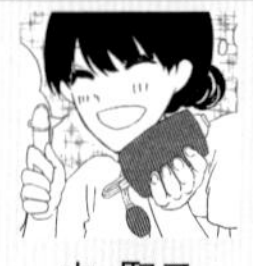 中 堅子	急性期病棟に慣れてきたが、内科系は苦手意識がある。
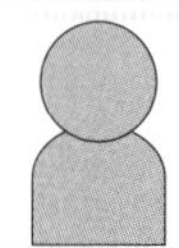 先輩看護師	先輩看護師。いつもカリカリしていてカルシウム不足。
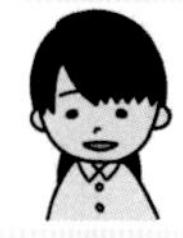 言語聴覚士 みややん	言語聴覚士。いつもオドオドしている。心折れがち。

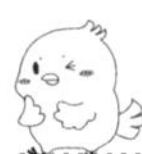

～他職種に言われて困った場面～

（中は担当の肺炎患者を吸引中）

中堅子　ん。昨日よりも痰の量が多い気がする。

先輩　ねえ、中さん。あの人、誤嚥してるんじゃないかしら。

中堅子　はい、昨日よりも痰の量が増えてたので、気になってたところです。

先輩　考えられる原因は？

中堅子　もともと肺炎で入院した方ですから、痰は前から多い方です。一時、食止めしてたのですが、昨日から食事開始になりました。評価は言語聴覚士にお願いしています。

先輩　やはりね。食事で誤嚥したんだわ。

中堅子　そうなんですかねー。あ、いいところに言語聴覚士さん！

みややん　は、はい。な、何かありました？（オドオド）

中堅子　昨日の食事、むせはありましたか？

みややん　いえ、なかったです。

先輩　そんなはずないわ。昨日より明らかに痰の量が増えてたのよ？　食事開始が原因じゃないの？

みややん　はあ……。で、でも、食事後に聴診もしてますし、20 分後の吸引でも食残渣は引けなかったです。だから、誤嚥の原因は食事ではないのではないかと……。

先輩　まあ、言い分はわかるけどね。肺炎の原因は誤嚥よ。

みややん　肺炎ではなく、誤嚥についてなんですが……。

先輩　もういいわ。とにかく誤嚥に気をつけてよね。

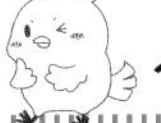

～知り合いに相談して解決～

中堅子　言語聴覚士さん！　さっきはごめんなさい！

みややん　いえいえ。いつものことですから。

中堅子　私もよくわかってないんだけどさ、ちょっと聞いてもいい？

みややん　はい、なんですか？

中堅子　誤嚥の原因が食事じゃないって、どういうことなの？　私は食事で誤嚥するものだと思ってたけど。

みややん　はい。誤嚥は食事以外でも起こるんです。

中堅子　どういうこと？　もう少し詳しく教えてもらえる？

みややん　誤嚥は食事以外にも、口の中の雑菌を含んだ唾液が寝ている間に気管内に入ってしまう場合や、胃と食道の逆流の時に起こることがあります。

中堅子　そっか、この人が寝ている時に誤嚥することもあるってことね……!!

みややん　そうなんです。食事の時だけ気をつけていればいいわけじゃないのです。私も口の中の状況は確認していますが、夜から朝にかけての口腔ケアが非常に大切なんです。

中堅子　たしかに、それは夜勤の看護師しかできないわね。って、さっきもそ

　　　　　う教えてくれればよかったのに！

みややん　い、言えないですよ！　あの看護師さんはこ、こわいので。

中堅子　そ、そうね。でも、これは大切なことだから夜勤の申し送りで言うようにしてみる！　ありがとね言語聴覚士さん！

言語聴覚士 みややんからの解説

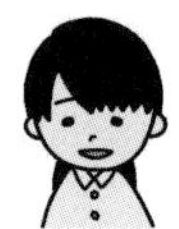

誤嚥を起こすと真っ先に疑われてしまうので、私はもう慣れてしまいましたが、今回、中さんと話してみて、ちゃんと正しい知識を普及することも大切だなあと思いました。少し補足しておきます。

まず、食事の時に誤嚥を起こしてるかどうかは、嚥下内視鏡検査（VE）や嚥下造影検査（VF）をすることで確認ができます。ただ、事前に確認しておきたいのは呼吸機能ですね！　声を出したり、せきをする練習を何度か行って、誤嚥した時に排出する力があるかどうか把握しておきます。食事介助の際に誤嚥が疑わしい場合は、食事の後に吸引を行い、誤嚥した内容物がないか確認することがあります。もちろん、言語聴覚士１人ですべて行うわけではなく、看護師の協力が必要不可欠になります。

あと、気をつけてほしいことは、食後の口腔ケアです。食後の口腔ケアをするだけでも、口腔内の雑菌の繁殖を抑制することができます。それと食止めになっている人でも、口腔内の雑菌は繁殖しますから、定期的な口腔ケアをお願いします！　口腔ケアめっちゃ大事です。

Case 6 臨床工学技士編

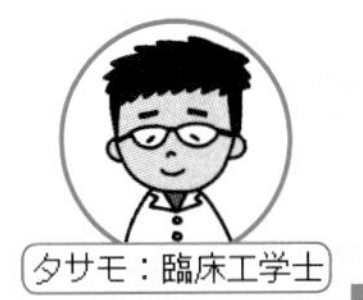

登場人物紹介

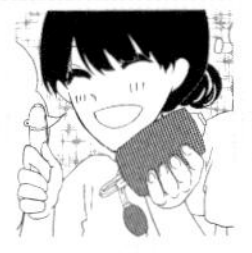

中 堅子

急性期病棟に慣れてきたが、機器のことはサッパリわからない。

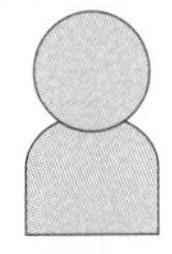

患者 A

外科手術目的に他院から転院してきたペースメーカー装着患者。

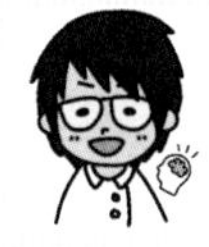

看護師ロッソ

先輩看護師。多くは語らないが適切なアドバイスをくれる。

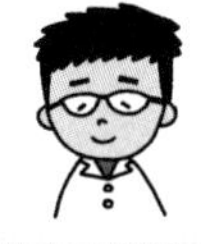

臨床工学技士
タサモ

臨床工学技士。医療機器のことにはとにかく詳しい。

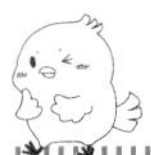

～他職種に言われて困った場面～

受け持ち看護師の中は、手術当日の朝に入院した患者Aにペースメーカーが装着されていることを知っており、簡単な設定値などの申し送りも受けていたが、手術内容がペースメーカーに影響を与えるものでないと主治医より知らされていたため、臨床工学技士には伝えていなかった。

中は手術前に病棟に入室したAさんに心電図モニターや血圧計を装着し、バイタルデータを確認した。

中堅子　あら？　ペースメーカーの設定値はHR（心拍数）は60（回/分）以下にならないはずなのに、なぜか58回を表示している。なぜ？

ロッソ　中さん、さっき手術目的で入院してきた患者さんの受け入れは終わった？　手伝ってほしいことがあるんだけど。

中堅子　はぁ、でも、あの、心電図モニターを装着したんですけど、聞いていたペースメーカーの設定とは違うんですが……大丈夫でしょうか？

ロッソ　え？　そうなの？　心電図電極が悪いんじゃないの？　それかモニターの調子が悪いのか？

中堅子　そうだと思って電極も貼りなおしましたし、モニターにノイズも見られないので……。

ロッソ　血圧は大丈夫？

中堅子　はい。問題ありません。

ロッソ　それじゃあ問題ないんじゃない？　一応、臨床工学技士に見てもらったら？

中堅子　そうします。

ロッソ　じゃあ、早くこっち手伝って。

中堅子　あ、はい！

中は、臨床工学技士にペースメーカーチェックを依頼して、先輩の仕事を手伝いに行った。

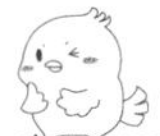

～知り合いに相談して解決～

中堅子　あ、タサモさん！　先ほどのAさんのペースメーカーチェックは終わりましたか？

タサモ　今日、手術予定の患者さんですよね？　チェック終わりましたよ。

中堅子　どう……でした？

タサモ　どうって、特に問題はなかったです。何か気になることでもありますか？

中堅子　問題なかったですか！　それは良かった。けど、患者さんのHRがペースメーカーの設定値以下になっていたので故障じゃないかと気になっていたんです。

タサモ　いくらぐらいになっていました？

中堅子　58（回/分）ぐらいです……。

タサモ　あぁ、それはヒステリシスレートですね。

中堅子　ヒステリ……シス？

タサモ　ヒステリシスレートは自己脈を先んずる機能であり、設定付近の自己心拍をペースメーカーが確認したら、自己心拍を優先させてペーシングを抑制する機能なんです。ペーシング刺激を抑え、ペースメーカーの電池寿命を伸ばす効果が期待できるんですよ。

中堅子　そんな機能があるんですね！　それじゃあ、これからも同じようなことがあっても心配することはないですね。

タサモ　まあ、そうですね。ただ、すべての患者さんにヒステリシスレートが使用されているわけではないので気をつけてください。気になることがあれば相談してくださいね。

中堅子　ありがとうございました！

臨床工学技士 タサモからの解説

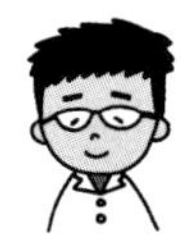

今回の事例は、ペースメーカーの細かな設定を看護師や担当医が把握できていないことで、ペースメーカーが誤動作していると勘違いをしてしまった事例です。臨床工学技士も一目ではわからないためきちんとペースメーカーチェックをする必要があります。ペースメーカーに影響がない外科手術であるとしても、事前に情報を共有しペースメーカーチェックをしておくことがトラブルを防ぐことにつながります。

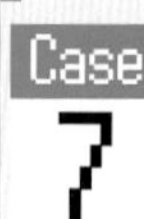

医師編

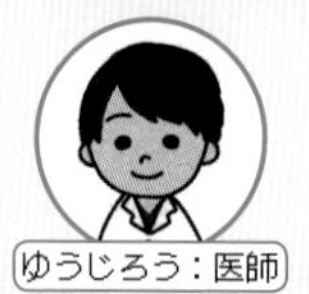

登場人物紹介

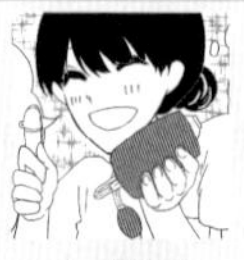 中 堅子	外科病棟にヘルプに訪れる。外科のことはよくわからない。
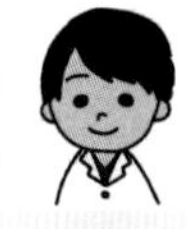 医師 ゆうじろう	内科の 40 歳男性の先生。四角いメガネバッチリ七三分け。なにかといつも忙しそうにしている。
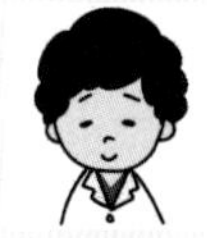 医師 モジャくん	3 年目の内科後期研修医。髪がモジャモジャで大仏みたいな顔だが、けっこう話しやすい。

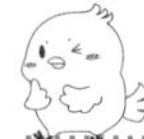

～外来からの電話～

ゆうじろう　もしもし～、内科のゆうじろうだけど、緊急入院の人、これから上がっていい？

中堅子　（そういえばさっき看護長に緊急入院受けてって言われてたな）は、はいー！　ええと、指示などいただけますか？

ゆうじろう　指示ぃ？　忙しいのに……、ええとね、原因よくわかんないけどイレウスで入院だから、もろもろやっといて！

中堅子　はっ、はい！　イレウスですね！　あのぅ、もろもろって……。

ゆうじろう　うん、だから言ってるじゃん。点滴のオーダーだけ入れといたから、あとうまいことよろしく！　夕方 6 時くらいには病棟行くから！

中堅子　え、あ、はい、先生、うまいことって……

（ガチャン　ツー　ツー　ツー）

中堅子　電話、切れちゃった……ゆうじろう先生忙しそうだし、かけ直しづらいな……「もろもろ」とか「うまいこと」とか、どうすればいいんだろう？

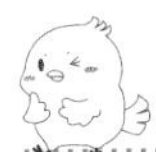

～若手のモジャくん先生あらわる～

（困り果てた中さん。そこへちょうど通りがかったのはゆうじろう先生のもと、勉強中の内科の後期研修医、モジャくん先生です。今日もモジャモジャの髪の毛で、病棟をゆったりと歩いています）

中堅子　あっ、モジャくん先生！

モジャくん　あれー、中さんー。こないだは飲み会お疲れ様。三次会の居酒屋、僕ぜんぜん覚えてないけど大丈夫だったー？

中堅子　ええっ！　お気遣いありがとうございます。大丈夫でした、でも先生酔って寝ちゃってましたね。

モジャくん　あれー、そうだったかなあ。まあ、また飲もうね。じゃあねー。

中堅子　ちょ、ちょっと待ってモジャくん先生!!（いまチャンスかも）

モジャくん　なぁにー。

中堅子　あの、さっきゆうじろう先生からイレウスで緊急入院の患者さんの電話が来たんですけど、指示が「もろもろ、うまいことやっといて」だけで困っちゃってて……。

モジャくん　あははー。ゆうじろう先生忙しいもんねえ。じゃあねー。

中堅子　ちょっとー！　それで行っちゃうんですか！　指示、どうしたらいいですか？　安静度とか、食事とか、検査とか……。

モジャくん　うんー、まあだいたいでいいんじゃないかなぁ。イレウスでしょ？

中堅子　（だいたい……モジャくん先生も同じか……）ええ……で、でも……やっぱり先生の指示がないと……。

モジャくん　そうかー、じゃあちょっと見ようかなぁ。

（そう言うとモジャくん先生は電子カルテを操作し、患者さんの情報をなにや

ら見ています。すると、ぼんやりしていたモジャくん先生の目がきらりと光り、急に早口で喋り出しました）

モジャくん　……ふんふん、ナルホド。じゃあこの患者さん、まず絶飲食。内服はアスピリンだけ少量の水で飲んで他はナシ、安静度は病棟内のみ。採血とレントゲン、明日でオーダーします。嘔吐あったら経鼻胃管入れるよ。

中堅子　（キャラ変わってる……）は、はいっ！

モジャくん　ほかにはいいかなー。じゃあねー。

中堅子　（もうキャラ戻ってる……）はい、ありがとうございましたー！

モジャくん　ばいばーい。

ゆうじろう医師が解説、医師の指示のテキトーさ

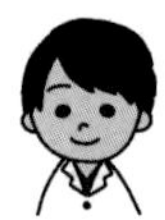

このエピソードのような「医師からの指示がない」、「指示があるけどあいまい」なんてシーン、病棟看護師はよく経験しているのではないでしょうか。

実際、医師として働いていると病棟指示を細かく出していくのはかなりおっくうな作業です。大切なことはわかっているのですが、食事、安静度、発熱時、疼痛時……と入れていく時間が医師にはあんまりありません。そこで、ゆうじろう先生のように「うまいことやっといて」となるのです。ですが、これは要注意です。この「うまいこと」をわかりやすく言い換えると、「この患者さんの病態と既往症を理解し、考えうる今後の経過を想像し、転倒の危険性や今後手術になる可能性なども考慮に入れて管理してね」という意味です。もちろん慣れた疾患の慣れた病態であり、過去に入院していたこともあってよく把握している患者さんであればいいのですが、そうでなければ禁忌に近いことをしてしまうことだってあります。

このエピソードを例に取れば、イレウスの患者さんはまず禁食が原則ですが、飲水は医師によって、また重症度によって許可になることがあります。内服も、「イレウスなので飲水は禁止したいけど、それでも内服させておきたい

薬」は少量の水で内服を続けるということがあります。上記のエピソードでも、アスピリンの内服を続けていますね。しかし逆にこれ以上イレウスが増悪した場合は手術、なんてケースではアスピリンを中止しておくこともあります。

もちろん、法律的には「医師の指示」があって初めて治療が始まるのですが、現実には指示が十分でないこともありますよね。そういう時は、このエピソードのモジャくん先生のような、同じチームの若い医師に聞くことも大切です。そういう医師がいなくて忙しいゆうじろう先生に電話をしなければならない場合には、ポイントを押さえて質問するといいでしょう。医師も、「病棟指示おねがいしまーす」よりは、「この患者さんイレウスなので禁飲食でいいですね？　内服はアスピリン飲んでますがどうします、手術になりそうなら止めときますか？」と聞かれたほうがはるかに答えやすいのです。その意味では、疾患に対する勉強はとても大切ですね。こういう姿勢を私は「攻めの看護」と呼んでいます。ベテラン看護師はこれがとってもうまいです。

１つ注意点ですが、病棟の多くはいろんな科の混合病棟で、整形外科と外科と内科患者さんが１つの病棟に入ることもあります。ところが医師の頭の中は自分の科のことしかありませんから、病棟に電話して「イレウス患者はしょっちゅう看てるんだから適当な指示でわかるよね」と思うのです。これは重大なコミュニケーションエラーです。めったに看ない疾患の患者さんが入ってくる時や、自分が慣れていない時には「この病棟ではあまりこの疾患の患者さんがいないので、少し詳細に指示をもらえますか」と医師に言うことが大切だと思います。もちろん、医師側がそこまで考えて指示を出せばいいのですが、入院患者が多くなってくるとどうしても……ということで、「攻めの看護」をお願いします。

Column ③

他職種のカルテを覗いてみよう！

理学療法士編

9：20〜9：40 例：右 TKA 術後 【PT-Planning】☞① ①両下肢 ROM-ex（Passive/Active） ②両下肢 Streching ③両下肢 MSE ④立位バランス訓練 ⑤歩行訓練 【バイタル】☞② BP：128/66　P：70　体調不良なし　術後 1w 右膝関節周囲：腫脹、熱感＋ ○右下肢 【ROM】P：Pain knee flex ☞③：85°（passive） 70°（active）P＋ ext：−10°（active/passive）P＋ その他 N. P. 【筋力】（MMT にて）☞④ 股関節周囲筋：4 quad：3 ham：3 TA：3 T/S：3 ○左下肢 ROM、筋力：N. P. ☞⑤	☞①PT-Planning はリハビリプログラムのこと。ROM-ex（Passive/Active）は関節可動域訓練（他動的/自動的）、MSE は筋力強化訓練の略。 ☞②術後早期は全身状態が不安定であることから理学療法でもバイタルチェックをする。加えて手術部も日々変わっていくため異常がないか確認。 ☞③ knee flex；膝屈曲 ext：伸展 P：疼痛 N. P.：特に問題なし ☞④ MMT：徒手筋力テスト quad：大腿四頭筋 ham：ハムストリングス TA：前脛骨筋 T/S：下腿三頭筋 ☞⑤患側と比較、また健側に異常がないか確認。今回は ROM と筋力ともに問題なし。

Mission 4
様々なチームで多職種連携をしよう

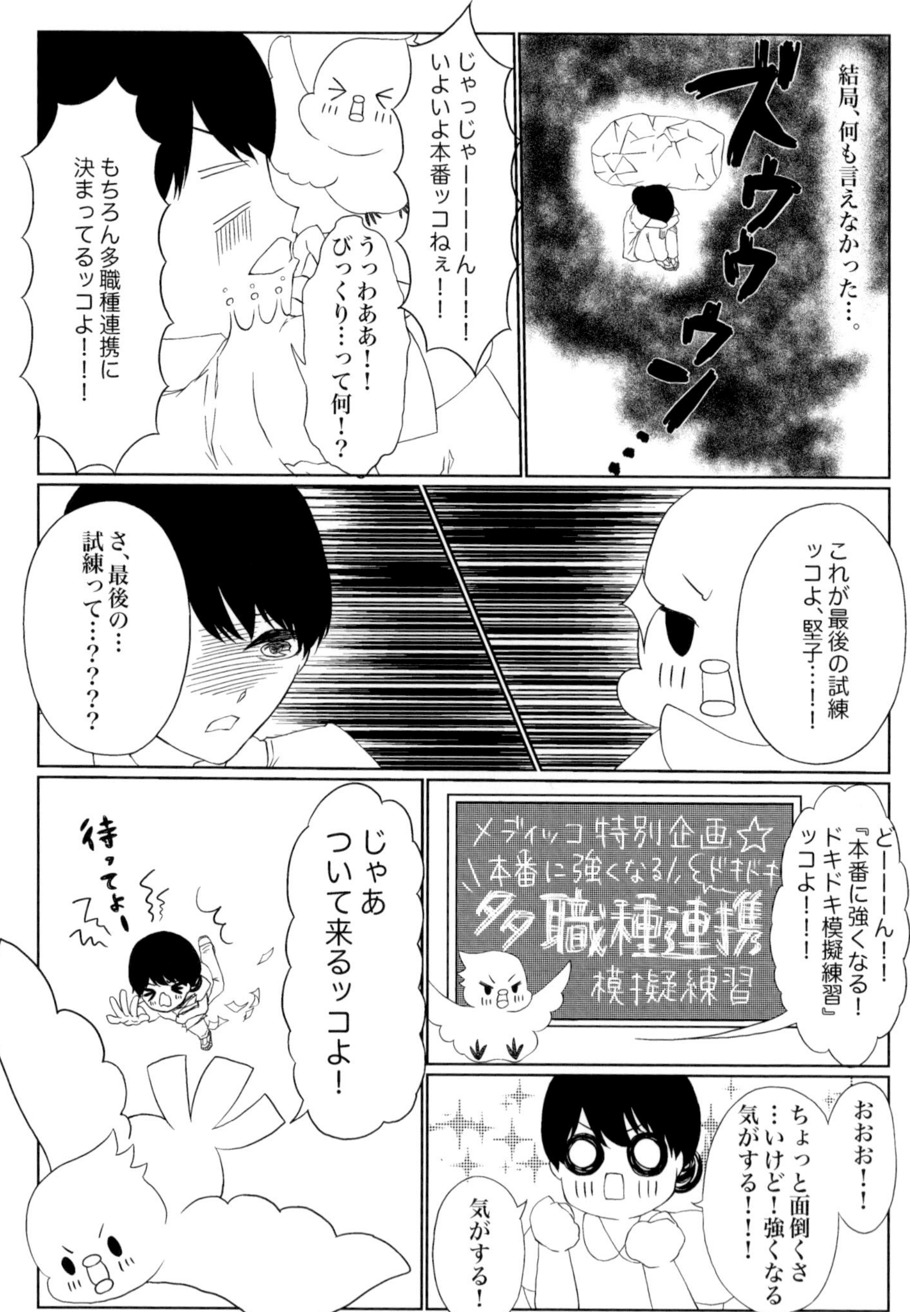
結局、何も言えなかった…。
ズウウウン…
じゃっじゃーーーーん！！
いよいよ本番ッコねぇ！！
うっわああ！！
びっくり…って何！？
もちろん多職種連携に
決まってるッコよ！！！
これが最後の試練
ッコよ、堅子…！！
さ、最後の…
試練って…？？？？
どーーーん！！
『本番に強くなる！
ドキドキ模擬練習』
ッコよ！！！
メディッコ特別企画☆
＼本番に強くなる／ドキドキ
多職種連携
模擬練習
おおお！！
ちょっと面倒くさ
…いけど！強くなる
気がする！！！
気がする！
じゃあ
ついて来るッコよ！
待ってよ！

◀スタート

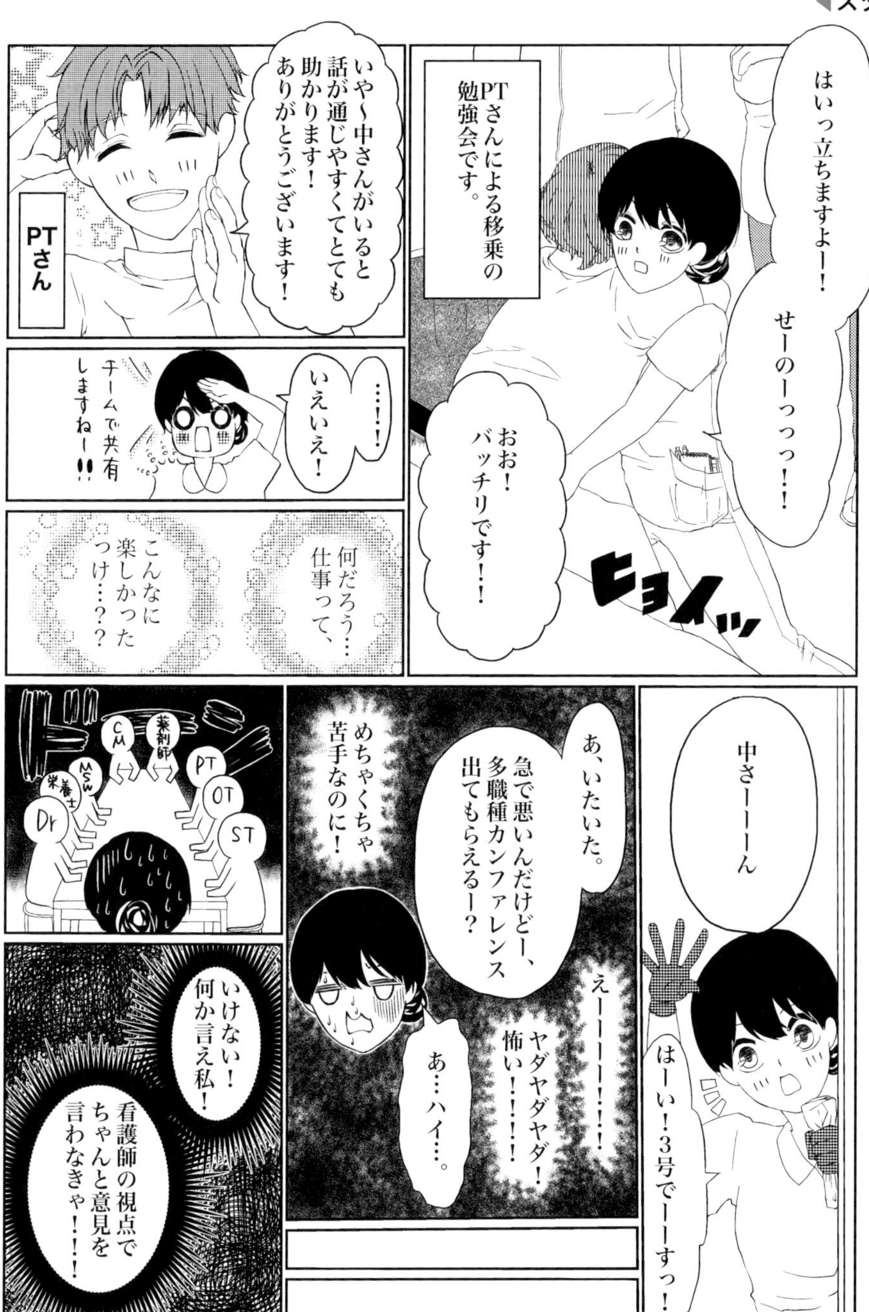
はいっ立ちますよー！
せーのーっっっ！！
PTさんによる移乗の勉強会です。
おお！バッチリです！！
ヒョイッ
いや〜中さんがいると話が通じやすくてとても助かります！ありがとうございます！
PTさん
…！！
いえいえ！
チームで共有しますねー!!
何だろう…仕事って、
こんなに楽しかったっけ…？？
中さーーーん
はーい！3号でーーすっ！
あ、いたいた。急で悪いんだけどー、多職種カンファレンス出てもらえるー？
えーーーー！！！！ヤダヤダヤダ！怖い！！！！！
めちゃくちゃ苦手なのに！
あ…ハイ…。
薬剤師
CM
MSW
栄養士
Dr
PT
OT
ST
いけない！何か言え私！
看護師の視点でちゃんと意見を言わなきゃ！！！

▶上へ

Case 1

退院支援カンファレンス

退院支援カンファレンスは、患者さんの円滑な在宅退院に向けて、入院時に多職種で行われます。入院前のADLに比べて退院時のADL低下が余儀なくされるケースや入院が長期化する恐れがあるケースについて、治療方針の決定や退院までの各職種の役割確認が行われ、定期的に支援計画を検討していきます。医師、看護師、理学療法士、作業療法士、言語聴覚士、医察ソーシャルワーカーなどで行われます。

座談会

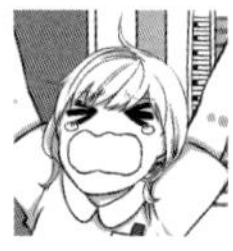 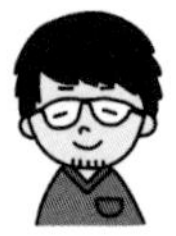 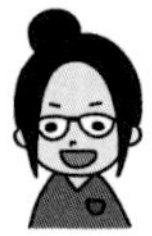

中堅子 × OT 須藤 × Ns かなこ

中堅子　退院支援に関わったことのあるメンバーに集まってもらいました。まずは、各職種がどんな活動をしているのか、どんな視点で関わっているのかを聞いていきたいと思います。

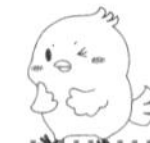

～どんな活動をしているのか～

中堅子　退院支援カンファレンスはどんな人が集まって、どんなことをしているんですか？

須藤　私の病院では、看護師、医療ソーシャルワーカー、リハビリ職種が集まり、患者の状況や方向性、退院時目標について話し合っています。入院から 1 週間以内の患者さんは必ずピックアップして、それ以降は患者さんの必要性に合わせて検討しています。例えば、入院前と退院時の ADL に乖離がある場合や、回復期リハビリテーション病棟への転院が必要な場合などですね。

かなこ　私の病院では、主に看護師と医療ソーシャルワーカーで集まっています。看護師には退院支援看護師もいますね。退院支援の必要性が高い患者さんをピックアップして、参加者で退院までの支援の流れについて話し合っています。ADL 低下が予測される患者さん、独居だったけれども退院後には何らかの支援や医療介入が必要な患者さんなどが該当しますね。

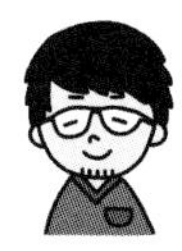

患者さんが円滑に退院後の生活を送れるように支援します！

OT 須藤

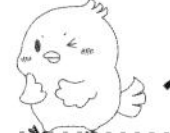

～カンファレンスの様子～

中堅子　退院支援カンファレンスでは、実際にどのような検討をするのですか？

かなこ　入院した際には患者さん本人や家族に生活状況や家族関係を聴取するようにしています。治療が終わる時期から退院調整を始めると時間がかかってしまい、退院しなければいけないタイミングで適切な支援が受けられないことにならないようにしています。患者さんの家族は入院時以外に面会に来られないというケースも少なくないので、チーム全員が意識して聴取するようにしています。

須藤　私は作業療法士なので、主に生活状況と退院時 ADL の予測について話すことが多いです。カンファレンスでは、私が担当ではない患者さんの情報も話さなければならないこともあります。事前に担当作業療法士から目標やリハ進行状況を確認したり、カルテを読み込んだりするようにしています。

中堅子　入院時から家族に介入することは、看護師の大切な役割ですね！　他職種のカルテを読んでも理解できないことは多いので、退院支援カンファレンスの時に聞くようにしてみると良いことがわかりました！　ところで、カンファレンス以外では、どのような点に気をつけていますか？

かなこ　患者さんの生活の様子などを丁寧に観察するようにしています。患者さんの退院後の不安などがふとした一言として聞けることがあるのです。そして、それをチーム全体で常に共有するように心掛けています。

須藤　私も日常的なコミュニケーションを大切にしています。例えば、患者さんをリハビリ室に連れて行く時に看護師に声をかけるのですが、その時の様子や看護師が感じている問題点などを話すようにしています。看護師は患者さんを一番近くで観察しているので、退院に向けた課題を知れるきっかけになっています。

中堅子　なるほど！　私も何気ない言葉や様子をちゃんと観察して、共有します！

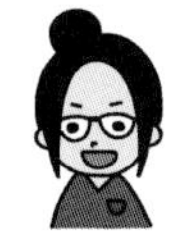

観察は大切！　それが退院支援につながるのだ！

Ns かなこ

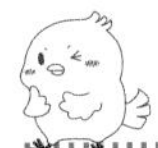

～多職種連携について～

中堅子　退院支援において、他職種との連携で意識していることはありますか？

かなこ　私は、看護師が退院支援の中心的な役割を担っていると考えています。患者さんやその家族のことを一番把握していることはもちろん、どの職種ともやり取りすることが多いこともその理由です。例えば、医師と患者さんの思いや治療への理解がズレていないかを確認したり、リハビリ職とは ADL や目標を一致させて入院生活のあり方を確認したりします。

須藤　リハビリ室で患者さんとリハビリをしているだけでは、看護師が患者さんの能力を把握できないことがあります。そのため、ADL や目標にズレが生じることは少なくありませんね。私は看護師のいる病棟でリハビリをする機会を作ったり、リハビリ室でできるようになったことを病棟で実践したりしています。患者さんの ADL や目標を共有するために、工夫をしています。

中堅子　病棟では車いす生活が当たり前の人が、リハビリ室では頑張って歩いている姿を見ると本当に驚きますよね。そんな様子を病棟生活と退院後の生活に活かせるように考えます！

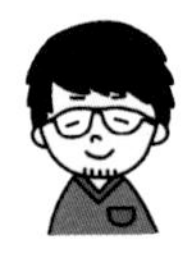

OT 須藤

やはり日常的なコミュニケーションがポイント！

Case 2 症例カンファレンス（回復期リハビリテーション病棟）

病院での症例カンファレンスは、患者さんの円滑な在宅復帰を図ることを目的に行われます。リハビリでは患者さんの心身機能や日常生活動作を改善させて在宅復帰を図りますが、効果を最大限に得るための薬剤師や管理栄養士との連携、成果を病棟生活でも反映させるための看護師との連携、退院後のサービスを整えるための医療ソーシャルワーカーとの連携などは欠かせません。医師、看護師、理学療法士、作業療法士、言語聴覚士、薬剤師、管理栄養士、医療ソーシャルワーカーなどで行われます。

座談会

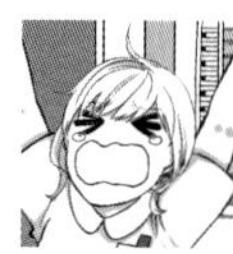
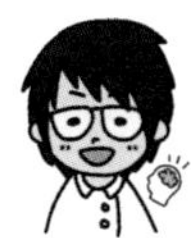
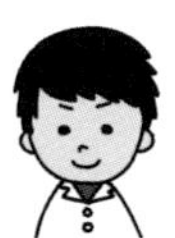
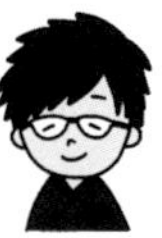

中堅子 × Ns ロッソ × Ph イサミ × PT 喜多

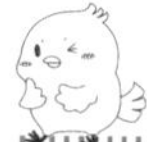

～どんなカンファレンスをしているのか～

中堅子　今回は回復期リハビリテーション病棟（以下、回リハ）の症例カンファレンスに関わったことのあるメンバーに集まってもらいました。まずは症例カンファレンスがどのようなカンファレンスかを教えてください！

喜多　回リハでは、月に一度を目安に患者さんごとのカンファレンスを行っています。患者さんの状態や目標を共有していますね。病棟にリハビリと名前がついているためにリハビリ職種が注目されがちですが、看護師や薬剤師といった他職種の関わりが欠かせません。

ロッソ　定期的に行われる症例カンファレンスでは、リハビリ状況や経過を共有して、退院までのスケジュールを見直すことが多いですね。順調に経過している患者さんだけではないので、何らかの既往歴や強い疼痛によってリハビリが進まないことは少なくありません。看護師としてそれらを把握して、コントロールできるようにサポートしたり、リハビリ職種へ状況提供や相談したりしています。あと、患者さんの状態が変わったり、方針や目標が大きく変わったりした時にも緊急で症例カンファレンスを行う時はありますね。

イサミ　薬剤師としては、他職種からの情報をもとにして患者さんに合わせた処方提案をすることが多いですね。例えば、「リハビリの時に血圧低下がみられる」といった相談を理学療法士から受けた時には、主治医へ降圧薬の減量を提案することがあります。あと、事前に情報提供を行うことで柔軟な対応ができるように促すこともあって、「降圧薬を服用中なので、血圧低下には注意してください」といった声かけを行うこともあります。また、回リハでは骨折後の患者さんが入院することが多いのですが、疼痛の状態は様々ですよね。薬剤師が患者さんと話す時には安静時のみで訴えを正確に聞き出すことが難しいんですが、看護師や理学療法士から体動時の疼痛の状態を共有してもらえると鎮痛薬の検討がグッと行いやすくなります。

喜多　カンファレンスでは他職種が欲しい情報、他職種と一緒に解決したい問題などを共有するようにしています。看護師とは、患者さんの病棟生活で介助方法を統一することが多いですね。それだけで生活自体がリハビリになることもありますし、食事や睡眠といった活動が問題なく行えるようになることもあります。薬剤師とは、疼痛や血圧のコントロールだけでなく、内部疾患に対する投薬の影響や注意点を相談することがあります。ときにリハビリの進め方が大きく変わるので、なくてはならない存在です。

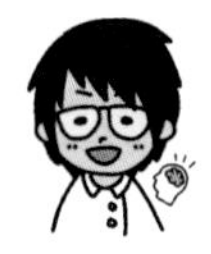

各職種の専門的な視点が交わる機会なのだ！

Ns ロッソ

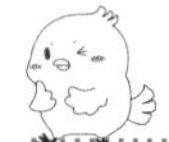

～カンファレンスの様子、多職種連携について～

中堅子　回リハって各職種が一丸となっているのですね！

ロッソ　そうなんです！　他にも、管理栄養士を中心に栄養状態を検討したり、医療ソーシャルワーカーと退院先や退院後のサービスを検討したり、言語聴覚士と嚥下状態に合わせた食形態の検討をします。どこでもすべての職種が関わっていることが回リハの特徴ですね！

中堅子　イメージできてきました！　ところで、実際にカンファレンスを通じて多職種で関わったことでうまくいった患者さんにはどのようなものがありますか？

喜多　既往に脳血管障害のある大腿骨頸部骨折の患者さんですね。血圧コントロールが悪い上に、疼痛が強くてリハビリがなかなか進まなかったんです。そこで、薬剤師と看護師との連携が功を奏しました！　薬剤師に相談したことでリハビリ中の血圧コントロールが良くなり、積極的なリハビリが行えるようになりました。看護師とは介助方法を統一したことで疼痛を誘発する動きを出さずに日常生活を送れるようになり、リハビリ中の疼痛の訴えがかなり減るようになりました。

ロッソ　私が経験したのは、多職種で関わり方を検討した患者さんですね。ある時、理学療法士から「患者さんが強く疼痛を訴えるのでどうすればよいでしょうか…と相談を受けたのですが、病棟ではそのような訴えがなかったので少し違和感を覚えたんです。そこで、理学療法士と一緒に患者さんから話を聞きに行くと、「リハビリを頑張っているのになかなか良くならない」と不安を抱えていることがわかりました。そこで症例カンファレンスを行って、患者さんの状況を整理しました。医師や理学療法士からは、入院前に比べると大きく機能回復したことが確認できたので、それを患者さんが気づけるように工夫するようにしました。「歩けるようになってきましたね」といった結果や事実を伝える声かけや、「頑張っている姿を見ると、私も励まされます」といった気持ちを伝えるように、みんなで共有して実践しました！　その結果、疼痛の訴えは少しずつ減っていきましたね。精神面の対応は後手に回りがちなので反省もしましたが、多職種で関わったからこそうまくいった経験でした。

中堅子　回リハでは入院期間が長期化するので、リハビリを頑張り続けるための関わり方も大切なのですね！　それぞれの職種の視点から考える…参考になります！　イサミさんは薬剤師としてどう関わっていますか？

イサミ　入院期間が長期化することに対して、薬剤師目線での関わり方もありますね。退院までの間に薬剤をじっくりと調整することができ、長期投与による副作用発現を防止することができます。例えば、鎮痛薬を服用する時には、それに伴う胃潰瘍予防として胃薬を併用することが多いですよね。理学療法士や看護師からリハビリが順調に進んで疼痛が減ってきた時には鎮痛薬の中止を提案しますが、同時に胃薬の中止も提案することがあります。胃痛や胃潰瘍の既往がなければ、基本的には継続は不要ですからね。必要のない薬剤の中止の提案は、薬剤の長期投与による副作用の発現を防止できます。薬剤費の削減にもつながります！

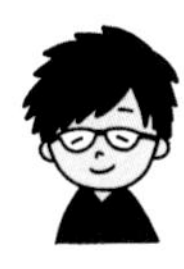

職種間の情報共有が方針や介入に影響を与えるのだ！

PT 喜多

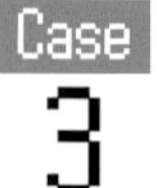

Case 3 栄養サポートチーム

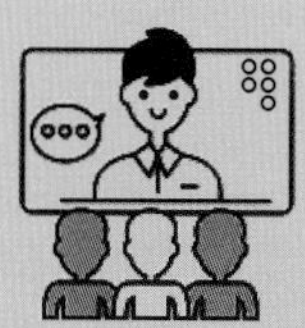

栄養サポートチームは、NST（Nutrition Support Team）とよばれます。患者さんの栄養支援を多職種で行います。栄養状態が不良であると治療に大きな影響を与える危険が多いため、様々な病院や施設で行われるようになりました。NSTの活動は、栄養状態のスクリーニングや栄養剤の導入検討などを行い、患者さんの早期退院や社会復帰につなげます。また、医療従事者の知識習得のサポートなども行います。医師、看護師、理学療法士、作業療法士、言語聴覚士、薬剤師、管理栄養士などが参加します。NST専門療法士や摂食嚥下障害看護認定看護師などを取得したエキスパートも存在します。

座談会

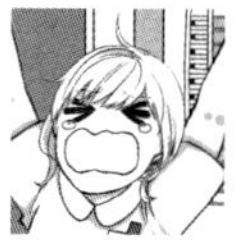
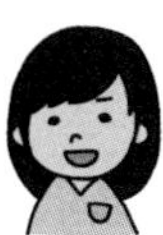
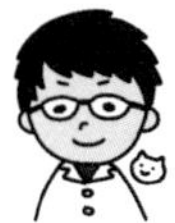
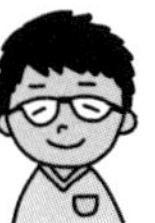

中堅子 × Ns 白石 × Ph ファッツ × PT たみお

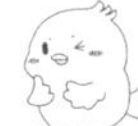

～どんな活動をしているのか～

中堅子　NSTの活動に関わったことのあるメンバーに集まってもらいました。そもそも、NSTってどんな患者さんを対象とするのですか？

白石　私が働く病棟では、入院患者さん全員に栄養状態のスクリーニングを行います。血液検査値（アルブミン値、総コレステロール値、リンパ球数）を数値化したCONUT値やBMI値などから栄養状態の良し悪しを判断します。入院時のスクリーニングで引っかかった患者さんは

NST で検討するようになっています。もちろん、入院途中で食事がとれなくなったり、栄養データが悪くなったりする場合でも NST で検討します。栄養支援フローチャートがあって、各病棟の NST 委員が定期的に患者さんの状態をチェックしています。

中堅子　えぇ！　NST のスクリーニングで引っかかる患者さん全員を NST で検討していたら、大変なことになりませんか？

白石　私が働く病棟では、NSTカンファレンスは月に一度なので、全員を検討することは難しいですね。なので、その中でも、看護師と管理栄養士が食事形態や補助食品を検討しても改善がみられなかった患者さんなどを検討するようにしていますよ。また、NSTで検討する患者さんは褥瘡リスクが高い患者さんも多いので、褥瘡委員と密に連携しています。病院によっては一緒にカンファレンスを行っているところもありますね。

たみお　理学療法士としては、スクリーニングから低栄養リスクがあるとされた患者さんに対して、身体面の評価（筋力や歩行能力など）を行います。また、リハビリの筋力強化では、摂取エネルギーと消費エネルギーを天秤にかけつつ、Mets（身体活動と運動の強度）で計算した上で運動負荷量を決定します。筋力強化が図れない理由に栄養状態が関与してそうな時、NST で検討することがありますね。

ファッツ　薬剤師としては、患者さんが食べられない場合、補液の組成を体格・臓器機能をもとに考えることが多いですね。食べられる場合は、経腸栄養剤の選択や整腸剤の選択などを相談します。また、悪心などがみられる場合、その原因となっている可能性のある薬剤の変更・中止を検討します。あと、栄養管理計画書へ現行の補液で補充されている栄養の記入も行っていますね。

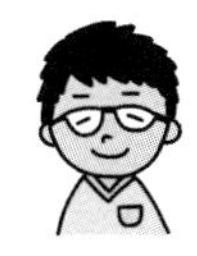

各職種が高い専門性を発揮する場所なんだ！

PT たみお

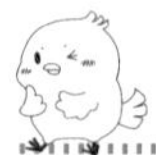

～カンファレンスの様子、多職種連携について～

中堅子　実際のNSTカンファレンスではどのようなやり取りをしているのですか？

白石　私が参加しているNSTカンファレンスでは、看護師は各病棟の代表のような形で出席します。なので、患者さんの状況などを詳しく知っておく必要がありますね。検査データや食事摂取量だけでなく、治療方針やADLについても把握しておきます。NSTカンファレンスでの検討内容を病棟に持ち帰って、それを実践するようにしています。

ファッツ　私の場合は、看護師とは食事や経腸栄養の嗜好、摂取量、便性状などを確認します。医師とは補液内容の変更などが許容されるか相談しますね。管理栄養士とは食品の経腸補液が良いのか、薬剤のほうが良いのかを相談します。また、患者さんの希望を伝えて、食形態が対応可能かも確認します。

たみお　私の場合には、看護師とは患者さんの病院生活の様子や問題点を話し合って、ADLや活動量について相談していますね。管理栄養士とは食事量や栄養状態を聞いた上で、リハビリにおける運動負荷量を一緒に検討します。

中堅子　NSTでカンファレンスによって変化した患者さんの経験はありますか？

ファッツ　腎不全と肝不全の治療時に適切な蛋白コントロールができたことによって、長らく改善しなかった肝性脳症が改善して退院できた患者さんがいましたね。また、原因不明の肝機能障害が中心静脈栄養の単独投与が原因による脂肪欠乏性脂肪肝であることがNSTカンファレンスを通じてわかり、脂肪乳剤の投与で肝機能が平常に戻った患者さんもいましたね。論文や書籍などの報告では、グルタミン・ファイバー・オリゴ糖を含有する粉末の投与によってMRSA（メチシリン耐性黄色ブドウ球菌）感染症が有意に減少した例があったり、MRSA感染症治療の治療成否を分ける因子として栄養状態が報告されていたりもしますね。

たみお　誤嚥性肺炎で絶食したことにより、廃用症候群により全身筋力やADL低下、嚥下機能低下、低栄養状態となった患者さんがいました。NSTカンファレンスによって栄養管理を徹底することを方針として決めた上で、積極的な嚥下リハビリと高栄養剤投与を行った結果、徐々に栄養状態が改善していきました。その後、リハビリでの運動負荷も高めることが可能となり、歩行器歩行ができるようになったという経験をしましたね。

白石　NSTが介入して良くならなかった患者さんはほとんどいないのではないかな…といった印象を持っています。ただ、医師の診療科によっては栄養管理の知識が不足していて、患者さんの低栄養に難渋したという経験はありますね。NSTカンファレンスで知識を啓蒙していく大切さを感じましたね。

中堅子　NSTカンファレンスって、何をしているかわからなかったのです。治療を支える縁の下の力持ちみたいな活動だったのですね、ありがとうございます！

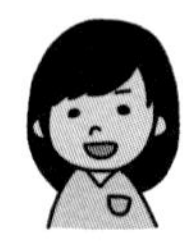

栄養に関する知識は幅広く深い！　多職種で協力しようね！

Ns 白石

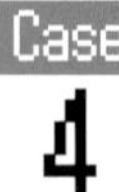

Case 4 褥瘡対策チーム

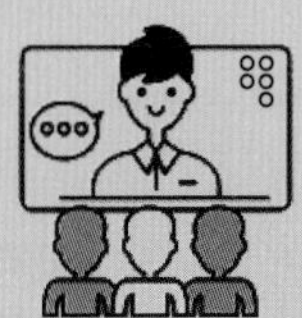

褥瘡対策チームとは、褥瘡のある患者さんまたは褥瘡発生リスクの高い患者さんのケア内容、環境整備について多職種で連携し、指導や助言を行います。院内での活動内容は、実際に患者さんのベッドサイドを訪れ、担当する看護師などからヒアリングを行い、ケア内容をタイムリーに提供していきます。また、症例検討にて経過報告やケア内容の見直しを定期的に行います。ときにNSTと連携し、合同カンファレンスを行うこともあります。医師、看護師、管理栄養士、薬剤師、理学療法士などで編成されています。病棟の委員会代表者（リンクナース）、皮膚・排泄ケア認定看護師（WOCナース）もいます。最近では、医療関連機器圧迫創傷（MDRPU）の対応として、NPPVマスク・DVT予防装具・その他の医療機器の管理として臨床工学技士の介入も増えてきています。

座談会

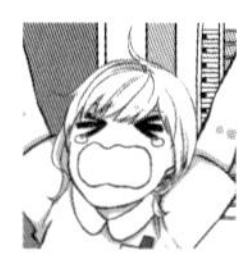

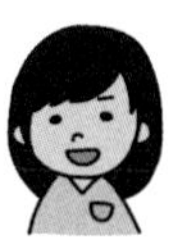

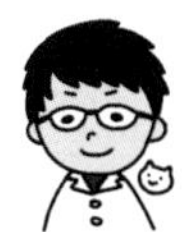

中堅子 × Ns白石 × Phファッツ

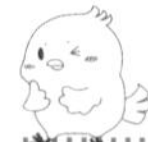

～どんな活動をしているのか～

中堅子　褥瘡対策チームの活動に関わったことのあるメンバーに集まってもらいました。褥瘡対策チームってどのように活動しているのですか？

ファッツ　私の病院では、毎週回診を行っています。皮膚科医、WOCナース、薬剤師、管理栄養士が参加していますね。基本的に、褥瘡は病棟看護師の管理になりますが、ドレッシング材などでの対応では難渋するケースなどがWOCナースを通して相談され、介入しています。薬剤師は皮膚科医と外用剤の選択や現在の治療経過、創傷治癒遅延や出血傾向をきたす薬剤の有無などの情報について相談しています。

白石　褥瘡対策チームは週1回の活動で大変ですよね。私が働いていた病院でも、WOCナースや皮膚科医を中心とした褥瘡委員会があり、毎週の定期回診と毎月の定期カンファレンスを行っていました。私はNSTと掛け持ちをしていたので、入院時に行うNSTや褥瘡のスクリーニング・評価表などをもとにハイリスク患者さんのピックアップを行って、委員会へ報告、看護計画の立案、ケア方法を検討していました。また、私はリンクナースでもあったので、病棟の褥瘡ハイリスク患者さんの把握や管理、基本的な部分の指導をメンバーに行っていましたね。

ファッツ　褥瘡委員会は私の働く病院にもありますね。隔月でWOCナースから褥瘡件数の報告が行われ、件数の多いデバイス褥瘡（尿道カテーテルの角度が悪くて尿道周囲圧による発赤など）があれば、対応をマニュアル化して褥瘡看護部会でリンクナースと共有しています。あとエアーマットなどの管理・物品購入についても委員会で話し合っていますね。

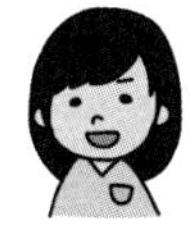

褥瘡対策チームは忙しい…が大切な役割です！

Ns 白石

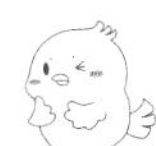

～カンファレンスの様子、多職種連携について～

中堅子　実際のカンファレンスではどのような活動をしているんですか？　また、多職種連携のポイントも教えてください！

ファッツ　薬剤師は創部の状態と使用されている外用剤が適切かどうか、創傷治癒を邪魔するような薬が併用されていないかをチェックすることが基本的な役割になります。外用剤は皮膚科の先生とよく相談して決めていますが、薬効成分だけでなく、基剤（薬を混ぜ込んでいるベース軟膏）にもよって選択が変わってくるところなので製剤の知識が非常に重要となります。また、併用薬剤に褥瘡の観点から良くないものがあった場合は気を使いますね。プライマリの診療科や看護師ともうまく連携しつつ、主疾患の治療を邪魔しないように中止を依頼するかどうか判断しなくてはなりません。チームのWOCナースや病棟看護師とも創の治りの経過をよく聴取することが重要だと思います。褥瘡対策チームにおける看護師はまさにチームの中心で、創部ケアや病棟ナースへのケア指導などで活躍してくれています。また、マットレスやドレッシング材の選択という非常に重要なポイントでもキーマンですね。

中堅子　他の職種との関わりはありますか？

ファッツ　管理栄養士からは、食事で蛋白や亜鉛強化食を勧めてもらい、治癒促進するという大切な役割を担ってもらっていますね。理学療法士は、ADLが低く、体動すらも難しい患者さんに対して、自己での体位変換を指導してくれたり、ベッド上のリハで寝たきりにならないように支えてくれています。

中堅子　床ずれ（褥瘡）は看護師の恥…なんて言葉が昔ありましたけど、今では多くの職種が関わってサポートしていることがわかります！

白石　そうですよね！　私の働く病院では、毎月の定期カンファレンスで病棟のリンクナースが対応を相談したい患者さんを数人ピックアップしていますね。薬剤師からは輸液や薬剤に関するアドバイスをもらい、管理栄養士からは食事形態や補助食品についてなどアドバイスをもらい、それを担当医に報告し指示をもらうようにしていました。

中堅子　褥瘡対策もいろんな方法がありそうですね。褥瘡対策チームが関与して良かった患者さんの経験があれば教えてください！

ファッツ　まず、介入して悪くなったことがないですね。印象に残った患者さんは、腹部ドレーンが入ったまま抜けず…低栄養は改善しない…体動は大きくできない…断続的に感染症が起きる…という状態の中、挿管部をきれいに保ちながらデバイス褥瘡を起こさず、他の場所の褥瘡を治癒できたという経験がありましたね。

白石　私が働いていた病院では、形成外科の混合病棟でもあったので、持ち込みでかなり大きく深い褥瘡がある患者さんがいました。褥瘡からの感染などで生命の危機もあったのですが、毎日２回の処置を丁寧に続け、薬剤や栄養面からのアプローチもすべて管理した結果、数か月後に無事に治って退院することができました。

ファッツ　褥瘡については看護師さんが処置の最前線だと思いますね。どれだけ良い薬やドレッシング材、ベッドを使っていても、体圧管理と日々のアセスメントができてないと褥瘡は治りません。

中堅子　こうして目に見えて患者さんの状態の変化がわかるのは、褥瘡対策チームの特徴かもしれませんね。ありがとうございました！

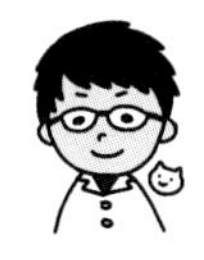

目に見えて患者さんの状態が変化することはうれしいのだ！

Phファッツ

Case 5

呼吸ケアサポートチーム

呼吸ケアサポートチーム（Respiratory Care Support Team：RST）は、人工呼吸器や酸素療法を実施する患者さんの呼吸ケアを横断的に管理する専門職チームです。急性期から慢性期、在宅までの連続的な呼吸ケアを提供し、人工呼吸器装着患者の人工呼吸器離脱の促進や呼吸ケアを必要とする患者さんの医療事故の予防を図る活動を行っています。

座談会

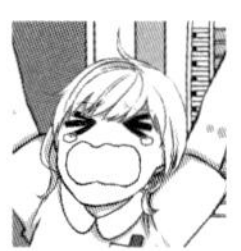
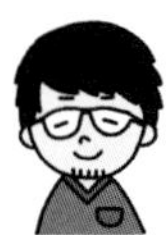
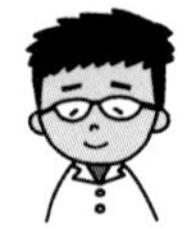
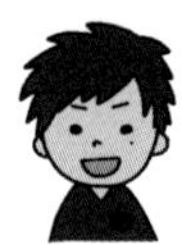

中堅子　×　OT 須藤　×　CE タサモ　×　Ns 鳥ボーイ

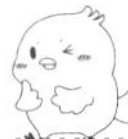

～どんな活動をしているのか～

中堅子　皆さんの職場では、RST はどんな活動をしているんですか？

タサモ　私が働く病院では慢性期の患者さんが多く、人工呼吸器装着患者さんのラウンドを行っています。あと、年に１回以上は勉強会を実施していて、人工呼吸器の取り扱いや安全対策に関する知識を深めています。

鳥ボーイ　私が働く病院は急性期ですが、人工呼吸器装着患者への週１回のラウンドを実施していますね。もちろん、定期勉強会を実施しています。

中堅子　慢性期・急性期ともに、人工呼吸器の管理やモニタリング、そして勉強会は行っているのですね。カンファレンスでは、誰が何の話をするんでしょうか？

タサモ　看護師と臨床工学技士が現状の設定や問題点を挙げて、情報共有しています。その情報をもとに医師は設定の見直しがあるかを確認し、そのあとのラウンド時で問題点を話し合います。看護師は入院中の生活状況について、臨床工学技士は人工呼吸器の設定とモニタリング状況について発言しますね。

鳥ボーイ　ラウンドする患者さんは事前にリストアップし、情報がある状態でラウンドが始まります。現場で担当看護師から簡易な情報を得ながら、その場で問題点に対するアプローチや人工呼吸器の設定が合っているか、ウィーニングできるか、人工鼻か加温加湿器どちらが適しているかなど、各病棟ではカバーしきれていない内容がないかチェックしていきます。また、医師や臨床工学技士が呼吸器の設定やモードについて、看護師は生活面での問題点や改善点について、病棟看護師へ提案やアドバイスを行います。

須藤　私の所属するチームでは、理学療法士と作業療法士が入っています。理学療法士は離床状況と運動時のバイタルサインについて、作業療法士は食事や整容など上肢を使う生活動作に合わせた SpO_2 チェックを行っています。看護師と臨床工学技士との関わりについては、お二人と同様です。また、HOT（在宅酸素療法）を導入する COPD（慢性閉塞性肺疾患）の人も対象にしていたので、理学療法士と作業療法士で活動時の SpO_2 を確認し、運動時と安静時の酸素流量の調整に関わっていました。

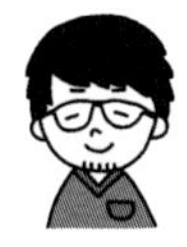

リハビリ職も参加しているんだぜ！

OT 須藤

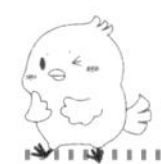

～多職種連携について～

中堅子　多職種連携にスポットを当てて、ポイントや経験を教えてください！

タサモ　人工呼吸器も定期点検が必要です。人工呼吸器の本体ごと交換することや、一時的に回路を外さなければいけない状態の時があり、その場合には、医師や看護師との連携が必須となります。この時、患者さんを常に観察している看護師からの情報は、非常にありがたいですね。また、呼吸器を装着している患者さんは同じ体位が続くことが多いので、理学療法士に人工呼吸器中に行える体位を相談しつつセッティングすることもあります。

鳥ボーイ　喀痰がなかなか出せなくて困っている時、理学療法士から体位について提案がありましたね。また、臨床工学技士からは、加温加湿器への回路交換の提案もありました。それぞれの職種に専門的な視点があるので、日頃からコミュニケーションを密にとっておくことがとても大切です。また、人工呼吸器の早期離脱のための呼吸リハを検討したことがあり、毎日病棟看護師にできることがフィードバックされ、本当に勉強になりました。

須藤　私は自宅での入浴方法や移動方法について、看護師とディスカッションすることが多かったです。あくまで HOT 導入の指導ですが、入浴時に酸素を外して苦しくなっている患者さんが多かったので、実際に酸素をしながら入浴するのと、酸素を外して入浴するのとで SpO_2 がどう違うかをモニタリングしてフィードバックしていました。

中堅子　すごい！　こんなに多職種連携でできることがあるんですね！

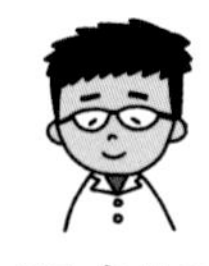

人工呼吸器について知りたいことがあったら、声をかけてね！

CE タサモ

Case 6

認知症ケアチーム

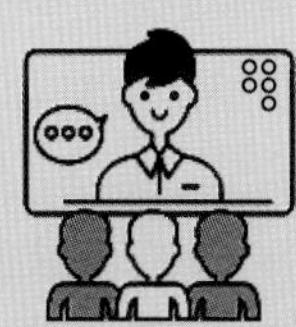

認知症ケアチームは、認知症を有した患者さんが円滑な治療を行えるように多職種で検討するチームです。認知症によって転倒や点滴自己抜去といったリスクをなくすように検討することや、やむを得ず身体拘束を行う場合にそれをなくすように検討するなどの活動を行っています。医師、看護師、理学療法士、作業療法士、言語聴覚士、薬剤師、臨床心理士（公認心理師）などが参加します。

座談会

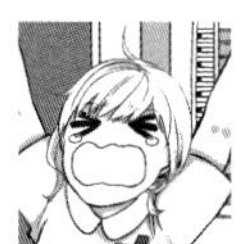
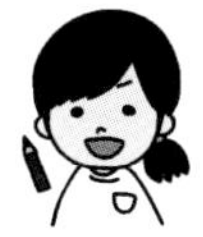
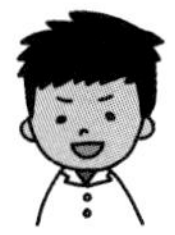
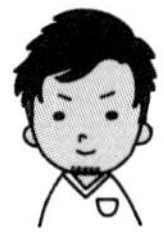

中堅子 × OT えだな × CE くはら × Ns 福地

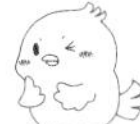

～どんな活動をしているのか～

中堅子　今回は認知症ケアチームを中心に、認知症を有する患者さんへの対応を行っているメンバーに集まってもらいました。それぞれ異なる経験があり、様々な視点から認知症を有する患者さんのことを考えられるようになれればうれしいです！　みなさんはどのような活動をされているのですか？

えだな　私が働く病院の認知症ケアチームは、認知症認定看護師、医療ソーシャルワーカー、管理栄養士、薬剤師、医師、作業療法士、言語聴覚士で構成されています。週に 1 回ミーティングを 20 分行い、その後に各病棟のラウンドへ行きます。ミーティングでは、各病棟の対象患者（認知症自立度Ⅲb 以上）の状況と問題点を認定看護師がプレゼンし、課題と対応について多職種に意見を求めつつ検討します。カルテだけでわからないことは、ラウンドで直接確認します。ラウンドは対象患者さんのベッド環境や行動・生活上の問題を病棟看護師と話し合います。薬の調整は薬剤師と医師、薬の飲む時間は看護師、その後の生活状況や行動への対策は作業療法士と看護師、食事は栄養士と言語聴覚士が助言します。

くはら　僕は認知症ケアチームのメンバーではないのですが、臨床工学技士としてできることを伝えています。認知症を持つ入院患者へ使用する貸し出し機器をいつでも借り出せる体制を整えていて、看護師たちが必要とした時にすぐに提供できるようにしています。そういう機器は入院前から必要かどうか確定していないことが多いものですから、急な対応ができることも臨床工学技士の役割ですね。臨床工学技士が認知症への理解や認知症患者への看護について学ぶことが少ないので、それを普及していくこともこれからの課題ですね。

中堅子　病棟で機器がトラブルなく使えるのは臨床工学技士の保守点検のおかげですよね。私たち看護師はそのような機器を実際に使っているので、何か不都合があったときだけでなく、長期にわたってメンテナンスしていない時には相談するようにします！

福地　私は高齢患者さんで認知症を合併している方をよく経験します。医師より認知症もある可能性を指摘された場合、まず臨床心理士（公認心理師）が HDS-R（改訂長谷川式簡易知能評価スケール）や MMSE（ミニメンタルステート検査）を用いて、認知症のスクリーニングを行っています。また、医師の指示により頭部 CT で脳萎縮の有無を確認することもあります。それらを情報共有し、チームでケア方法を考えます。看護師が病棟ですることは、認知症の中核症状と周辺症状の観察です。認知症の方の周辺症状も患者さんによって違いますので、実際の病棟での様子を観察して日常生活に支障があることを看護師で話し合い、対応しています。

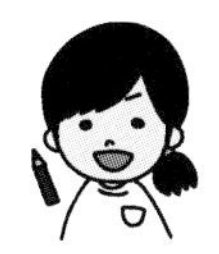

認知症ケアチームでは、普段では気づきにくいポイントを見つけるんだ！

OT えだな

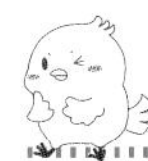

～多職種連携について～

中堅子　認知症ケアチームや多職種連携が功を奏した経験を教えてください！

えだな　今が何時かわからなくなるなどの見当識障害がある認知症患者さんですね。日中に寝過ぎてしまうみたいで、夜にあまり寝なくて看護師が困っていました。ラウンドに回ったら、部屋には時計もなくて、廊下側のベッド…時間感覚が掴みにくい環境でした。時計の設置と窓際へのベッド変更をした結果、日中に起きて過ごすことが増え、夜は落ち着いて眠れるようになりました。

福地　私が勤務していた精神病院では、作業療法士と医師との連携が主でした。精神科での作業療法は集団療法なのですが、認知症患者さんが作業療法室に複数で行く時には作業療法士とともに行くといった工夫をしていましたね。医師との連携では、精神疾患より認知症の症状が強く出ている場合などは、薬の調整をしてもらって症状が安定したことがありました。また、認知症病棟への転棟につながる患者さんもいましたね。患者さんに関わる時間が多い看護師の観察情報は、医師や作業療法士にとっても患者さんへの対応の判断材料になっていると感じます。日常的な情報共有が多職種連携では一番役に立っています。

くはら　外来透析をしている認知症患者さんが印象的です。関わるスタッフ全員が認知症であることを共有し、適切な対応をするように心掛けていました。透析では、来院～透析開始から終了～帰宅までの一連の流れが時間も体力もかかるものですから、全員の対応力が必要になります。もちろん、家族との情報共有も必要です。食事の指導や透析用の内シャントの管理に全員が配慮することで、体重の管理は安定しますし、出血トラブルは減らすことができました。

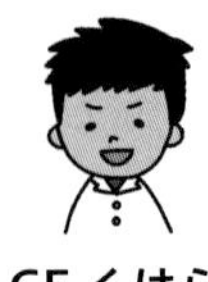

認知症ケアチームのメンバーだけが対応するわけじゃないんだ！

CE くはら

Case 7 医療安全委員会

医療安全委員会は、医療事故を起こさないための方策と、医療事故が起きた場合の対応策を協議する委員会です。医療法上で、「医療に係る安全管理のための委員会を開催すること」とされており、これに該当するものが医療安全委員会となります。活動内容としては、施設独自での医療安全管理マニュアルを作成したり、ヒヤリ・ハット事例や医療事故を評価分析しながら、マニュアルの定期的な見直しなどを行います。また、施設内での医療安全に関する研修や普及啓発活動を行うこともあります。医師、看護師、理学療法士、作業療法士、臨床工学技士、薬剤師、医療事務、管理栄養士、放射線技師などの、各部署の責任者で構成されます。

座談会

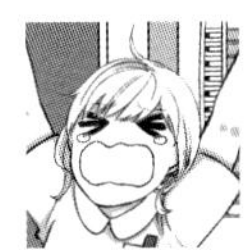

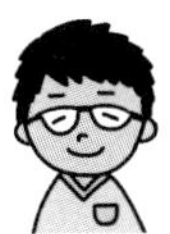

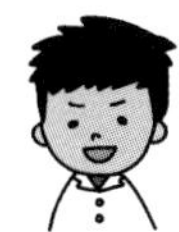

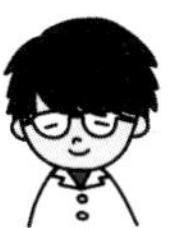

中堅子 × PT たみお × CE くはら × CE さぼ

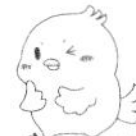

～どんな活動をしているのか～

中堅子　医療安全委員会に所属したことがあるメンバーに集まってもらいました。まずは、各職種が安全委員としてどんな活動をしているのか、どんな視点で関わっているのかを聞いていきたいと思います。ちなみに、私はインシデント・アクシデントレポートの提出先というイメージしかありません！

たみお　僕の働く病院では、各部の医療安全委員会メンバーが月１回集まり、前月のヒヤリ・ハットの件数や概要、それに対する対策などを報告しています。複数の職種が絡む事案や対策案がうまくいっていない事象に関して、各部から意見をもらって対策の見直しを行っています。ここで決まった対策を各部に持ち帰り、部署内で共有しています。まさに、中さんのイメージするものですね！

くはら　僕の働く病院では、それぞれの部署の役職者などで構成される医療安全推進者という役割のスタッフがいて、その人を中心に院内全体の毎月のインシデント件数やアクシデントの内容を各部署でも共有するようにしています。

さぼ　僕の働く病院でも同じような感じです。ただ、透析クリニックで働いているために、参加している職種は少なめです。月一度、看護師、臨床工学技士、薬剤師、医療事務が集まりインシデント・アクシデントを振り返ります。インシデント・アクシデントは発生後、すぐ対策を立てますが、対策が難しい案件に関しては会議の中で再度話し合います。その他は各職種医療安全に関わる情報を共有します。また、医療事故防止のためのマニュアル等の作成・改訂等を行うのも医療安全委員の業務です。

中堅子　インシデントやアクシデントの対策だけでなく、情報共有やマニュアル作成も行うのですね！

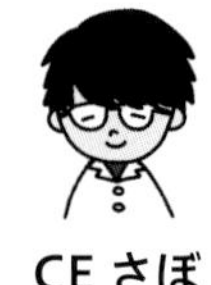

チームで検討することで、新たな対策が思い浮かぶこともあるよ！

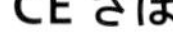

CE さぼ

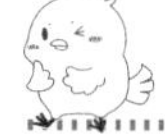

～会議の様子、多職種連携について～

中堅子　実際の会議はどのように行われているのでしょうか？　それぞれの職種はどのような関わりをしていますか？

たみお　会議で話す内容は各部署によって傾向が違っていますね。リハビリからはリハビリ中の転倒や転落、看護師からは病棟での転倒や投薬間違い、管理栄養士からは食形態のミス、医療事務からは患者さんからのクレームなどの話がよく出ています。自分の部署で対策案がなかなか浮かばない時でも、相談すれば他部署から客観的にみて修正点を指摘してもらえるので助かっています。

さぼ　インシデントやアクシデントの対策を考える時、各職種から意見を求めることは多いですね。職種ごとに異なる視点を持っているので、多方面から対策を考えることができます。

くはら　医療機器に関係したインシデントやアクシデントに関しては、臨床工学技士室が何らかの対応を取る必要が出てきたり、一緒に原因分析を行うことが多いです。やはり医療機器に関係することは医療機器の専門家である臨床工学技士が関与する必要がありますよね。

中堅子　専門性が違う多職種が集まる会議では、様々な角度から対策を考えられそうですね！　少し話が脱線しますけど、会議ってなかなか発言しづらいですよね。進行役が適度に振ってくれればいいのですが…。医療安全委員会の会議の時うれしいフリ、困るフリってありますか？

たみお　検討事案の中で、自分の職種の強みが活かせるような話をふってくれた時はうれしいですね。例えば、理学療法士としては、転倒リスクのある場所をどのように環境整備すればいいかなどで話をふってもらえるとうれしいです。逆に、関わりの少ない事案に意見を求められた時は、答えに困ることもあります。

さぼ　うれしいのは「自分の専門性を発揮できる事案」で、困るのは専門外のことですね。多職種が自分の専門性を発揮できる対策を考えるためにも、他職種の専門性や強みを聞いたり、知ったり、調べたりする必要があると思います。

くはら　私は医療機器に関する医療事故の対策を話し合う時、自分から発言するようにしています！　医療機器を事故なく安全に使ってほしいので、会議では積極的に発言します。そういうことが臨床工学技士の職域や内容を知ってもらうことにもつながります。

中堅子　一方で、多職種が集まるからこそ意見がまとまらない時ってありますよね。意見が食い違った時どうしていますか？

たみお　検討事項で意見が食い違った時は、それぞれの対策案でシミュレーションしてみて深く話し合います。内容によって各部署の業務負担などが変わることもあるので、現実的な落とし所を見つけられるようにしています。あとはPDCA（plan-do-check-act）サイクルにのせて経過をみることも大切ですね。

さぼ　私の働く職場では、「何個か案を出して実際にやってみる」を実践しています。試してダメなら次の案！　と実践していきます。

中堅子　医療安全委員会は多職種連携の縮図なのかもしれませんね。ありがとうございました！

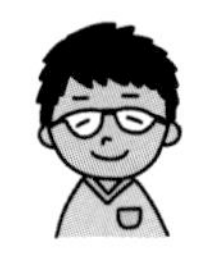

職種が異なるからこそ、できることもある！

PT たみお

Case 8

感染対策委員会

感染対策委員会はICT（Infection Control Team）とよばれます。院内の感染症の発生状況の把握および対策の立案、院内各所のラウンドの実施等を通じて院内感染を減らし、病院のケアの質の向上を目的とした多職種で構成されたチームです。活動として、院内の感染症サーベイランス、院内各所のラウンドでの環境整備確認、手指衛生や個人防護具（PPE）の着脱といった手技の確認、職員への研修実施があります。近年では抗菌薬適正使用に関してはAST（Antimicrobial Stewardship Team）が担当する病院も増えていますが、ICTが担当している病院もまだまだあります。医師、看護師、薬剤師、臨床検査技師、事務部門が主体になっていることが多いですが、診療放射線技師や栄養士、リハビリスタッフといったより多職種で構成されていることも多々あります。

座談会

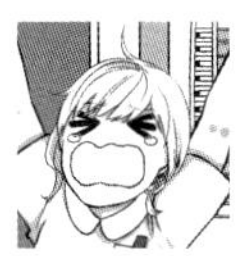

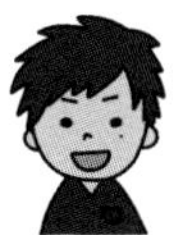

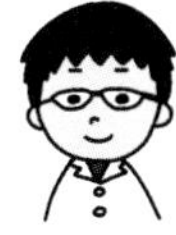

中堅子 × Ns鳥ボーイ × Phエスオ

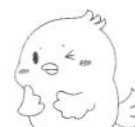

～どんな活動をしているのか～

中堅子　今回はICTに関わったことのあるメンバーに集まってもらいました。まずは、どんな活動をしているのか、どんな視点で関わっているのかを教えてください！

鳥ボーイ　ICTは主に医師、看護師、薬剤師、臨床検査技師といった職種が参加していています。病院によってはその他のメディカルスタッフだけでなく事務方の職種が入ることもありますよ。また、院内の職種だけでなく、清掃を実施している外部業者ともコミュニケーションを取る必要のあるチームです。代表的な活動としては院内環境ラウンドがあります。病棟で見かけたことはありませんか？

中堅子　もしかして、ごみ箱や針ボックスをチェックしていたあれですか…？

鳥ボーイ　その通り！　院内感染を減らすために院内感染のリスクになりそうなポイントをチェックして回っています。その他にも院内で発生した感染症や耐性菌のサーベイランス、感染対策マニュアルの作成と更新、スタッフへの教育、アウトブレイクの対策の実施といったように様々な活動をしているんですよ。

中堅子　見えない所でいろいろな活動があるんですね。ICT の活動って他のチームの活動に比べて地味じゃありませんか？

エスオ　ICT の活動は感染症の発生を未然に防ぐこと・減らすことを目標としているので、他の多職種チームに比べると活動が地味に見えるかもしれません。ですが、新しい感染症や耐性菌の院内でのアウトブレイクは病院運営に大きなダメージを与えてしまいます。地味な活動が多いですが、非常に重要な活動をしているんですよ。

中堅子　病院運営にとって重要なチームなんですね。最近は抗菌薬も正しく使いましょうという話も聞くのですが、ICT は抗菌薬適正使用には関わらないんですか？

エスオ　ICT が担当している病院もまだまだ多くありますが、AST が抗菌薬適正使用業務を担当している病院が増えています。病院によって感染症への取り組み方が結構違うんですよ。

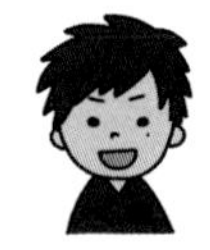

医療職を支える見えにくい努力を見つけてね！

Ns鳥ボーイ

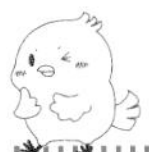

～委員会の様子、多職種連携について～

中堅子　ラウンドでは、具体的にどのような所を見てるんですか？

鳥ボーイ　ナースステーションであれば、点滴を調剤する点滴台やその周囲において感染用のゴミ箱の分別がしっかりとできているか、針ボックスから針を正しく捨てられているかなどを見ています。

中堅子　結構細かい所を見てるんですね、そこまで細かく見る必要があるんですか？

鳥ボーイ　例えば、通常のごみ袋から針が出てくると、ゴミ収集の時に針刺し事故を起こしてしまうかもしれないですよね。点滴台が汚れていたり不潔なまま患者さんの薬剤を調剤すると患者さんへの影響も考えられますよね。本当に小さなことですが、患者さんだけでなくスタッフも感染を起こさないようにするのはとても大変なのです。

エスオ　薬剤師としては、やはり薬が関わる所は気になりますね。具体的には、院内マニュアルに則った消毒薬の適正使用、点滴の薬剤調整台の整理状況、薬剤調整台と空調の位置関係、薬剤の保管方法は特に気にしています。中さんは、病棟で薬剤を保管するのに製品の紙の箱や仕切りを使ってませんか？

中堅子　使っていたような…。50 mL の生理食塩水の箱は小さい物入れに便利なんですよね。

エスオ　紙の箱や仕切りは湿気をため込みやすく、清拭も難しいのであまりおすすめできません。ほっとくとカビが生えちゃうかもしれませんよ。できる限り使用しないか、使用する場合は定期的な交換をしてくださいね。

中堅子　気をつけます！　ICT がラウンドできた時、指摘される点を減らせるように普段から注意したいと思います。ありがとうございました！

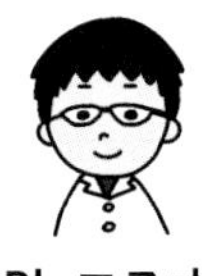

何気ない行動も振り返ってみようね！

Ph エスオ

Case 9

サービス担当者会議

介護保険認定を受けている患者さんは、デイサービス、訪問リハビリなどの居宅サービスや、介護老人保健施設などの施設サービスなどを利用します。これにより、介護が必要な状態であっても在宅や施設で安全に生活することができます。担当者会議はこのような介護サービスが必要な患者さんに対して、様々なサービス事業者が集まり、本人・家族の意向を踏まえた居宅サービス計画を検討する会議です。具体的には、ケアマネジャーの作成したケアプラン原案をもとに、医療や介護の専門職同士が一堂に顔を合わせ、より精度の高いケアプランにするために専門的見地から意見を出し合い、利用者の「望む暮らしの実現」と「自立」を目指します。そしてケアチームを形成するための貴重な場でもあります。病院からは医師、看護師、理学療法士、作業療法士、言語聴覚士、医療ソーシャルワーカーなどが参加します。病院の外部からの参加者はケアマネジャー、訪問・通所系スタッフ（看護師、介護士、リハビリスタッフ）、在宅医、福祉用具専門員などが参加します。

座談会

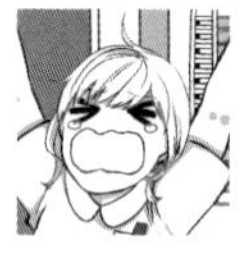

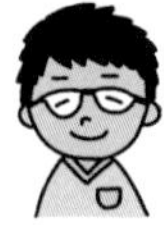

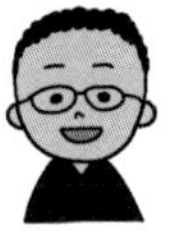

中堅子　×　PT たみお　×　Ns おぬ

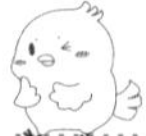

～どんな活動をしているのか～

中堅子　サービス担当者会議に参加したことのあるメンバーに集まってもらい

ました。サービス担当者会議で各職種がどんな活動をしているのか、どんな視点で関わっているのかを聞かせてください。私はサービス担当者会議に「介護保険に関する会議」くらいのイメージしかないんですけど、どんなことをしているんですか？

おぬ　サービス担当者会議とは、患者さんにサービスを提供している事業者と患者さん本人が、現在の利用している介護サービスは適切か、不足していることはないかを検討する会議です。会議を開催するタイミングとしては、介護認定調査で新しい認定結果が出た時や、体調を崩して入院し、退院したあとに行われます。介護サービスを提供している事業者は様々で、退院後の介護ヘルパー事業所や訪問看護ステーション、寝具・住宅改修会社、また施設などでは訪問薬剤師などがあります。これらの事業者がケアマネジャーとともに、現在の患者さんの状態や必要とされるサービスの提案、改善が必要とされることなどを話し合っています。

たみお　患者さんのその人らしい生活を支援するために、介護サービス事業者が集まってサービスが適切かを検討します。基本的にはケアマネジャーがケアプラン原案を作成してくれて、そのプランに関わる事業者が集まり、ケアプランを確認・確定させていくといった流れになります。特に病院から退院して在宅復帰される患者さんでは、障害を負って入院されたことで以前あった身体能力が下がってしまい、再び在宅生活ができるか不安に感じている方も多いです。そのような方に対して、サービス担当者会議で本人・家族とサービス事業者が顔を合わせて話し合うことで、患者さんに安心感を与える側面もあります。

中堅子　なるほど、患者さんに関わる人たちが集まってサービスについて話し合う場なんですね！　それぞれの職種としては、具体的にどんな内容を話すんですか？

たみお　理学療法士としては、退院時の運動面の状態や注意点を報告します。居宅のリハビリ担当者に、転倒などの在宅で問題になりそうな点をできるだけ詳しく伝えるようにしています。また、介護士などには、歩行能力・座位保持能力・浴槽またぎの介助量を伝えて、転倒などのアクシデントが起こらないように連携しています。

おぬ　看護師としては、現在の ADL の状態や内服薬の情報、病状や退院後に気をつけて生活していただきたいことなどの情報を提供し、必要なサービスを検討します。訪問看護が介入する場合は、具体的にどんな介入が必要かを説明します。内服薬の説明を行うことが多いですが、インスリン等の注射を使用する場合には、自己注射できるよう手技を獲得しているかなどを病棟看護師からお伝えしますね。

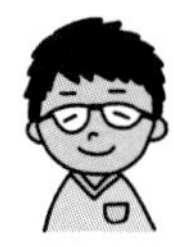

病院生活と在宅生活は違うのだ、頭を切り替えよう！

PT たみお

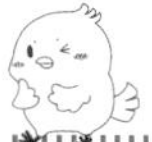

～サービス担当者会議の具体的な流れについて～

中堅子　なんとなくイメージできてきました！　会議の流れについてもう少し詳しく教えてください！

たみお　サービス担当者会議では、ケアマネジャーが司会進行を務めることがほとんどです。初めて顔を合わせる事業者もいるため、まずは自己紹介から始めます。それから、ケアマネジャーがケアプランの内容に沿って話を進めていき、このプラン内容で患者さんの望む暮らしができるかを確認していきます。この会議で他の事業所がどんなサービスを提供するのかも確認できるので、それぞれの役割を再認識できます。

おぬ　各事業所の担当者が顔を合わせるって、サービス担当者会議以外ほとんどなかったりするので、直接情報交換ができる貴重な機会ですね。

中堅子　たしかに、他の事業所の人と話す機会ってあんまりないですね。でも実際に話すとなると少し緊張しそう（笑）。難しい話を振られて困ったり、他職種と意見がぶつかったりとかないですか…？

おぬ　そこまで困るフリはされたことはないですよ。意見が違うこともあまり経験がないな…。というのも、担当者はそれぞれ異なる専門的な目線で患者さんに最適なサービスを考えるのです。むしろ家族が患者さんに「自分でできるできるって言うけど、できないじゃない！」みたいな揉めごとをしている場面は多かったり（笑）。

たみお　私もそんな経験はないですね。会議の中には同職種の人もいたりしますが、お互いに納得できるように意見交換しています。事業所が違うので、お互いそんなに強く意見をぶつけ合うこともなく協力的に話を進められていると思います。おぬさんの言うように、家族と患者さんがぶつかることはありますね（笑）。

おぬ　逆に、ケアマネジャーなどから「患者さんから看護師さんにはとてもお世話になってて安心して生活できると聞いてます」とか言われるとうれしいよね。患者さんからの評価が全部ですからね。

中堅子　サービス担当者会議ってどんなことを話し合うのかよくわからなかったんですけど、患者さんの生活を他の事業所と一緒に考えることができる貴重な場だったんですね！　参加する機会があれば是非参加したいです！　ありがとうございました！

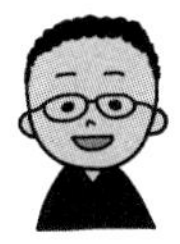

異なる事業所の参加者が協力し合う姿は胸が打たれる！

Ns おぬ

Column ④

他職種のカルテを覗いてみよう！

▼臨床工学技士カルテ　by さぼ　透析導入後、外来透析になる患者さんの場合

臨床工学技士編

【年齢】☞① 68 歳	☞①年齢は透析効率、ダイアライザーを考える上で必要。
【性別】☞② 男性	☞②男性よりも女性のほうが尿毒素産生量が多い・尿毒素に関する感受性が高いため、より多くの血液浄化が必要。
【DW】☞③ 68 kg	☞③DW（Dry Weight）は除水量を決める時だけでなく、前後の推移をみることで、栄養状態の指標にもなる。
【原疾患】☞④ 糖尿病性腎症	☞④DM か非 DM の確認。
【既往】 糖尿病（DM）、閉塞性動脈硬化症（ASO）、陳旧性脳梗塞、僧帽弁閉鎖不全症（MR）moderate	☞⑤ASO 改善目的で使うダイアライザーなどもある。脳系の既往があり、麻痺がある場合も血圧を測る時に注意する必要がある。DM や心疾患がある場合は透析低血圧（IDH）を引き起こしやすいのでチェック。
【感染症】☞⑥ なし	☞⑥HBV 等血液感染する疾患は透析装置の使いまわしは禁忌。ベッドも固定する。
【血液型】☞⑦ Rh（−）、A 型	☞⑦輸血する際に必要。
【内服薬・注射剤】☞⑧ ・降圧薬、高脂血症治療薬、リン吸着薬、二次性副甲状腺機能亢進症治療薬、ESA 製剤	☞⑧血液透析（HD）前に飲む薬、HD、終了時に投与する注射剤は服薬忘れ・投与忘れ注意が必要で要確認。
【アレルギー・禁忌薬】☞⑨ なし	☞⑨ダイアライザーの特性上禁忌な薬剤などがある。

【検査】☞⑩ 胸部 X 線、心胸郭比（CTR） 心電図 心エコー 血液検査｛Cr、BUN、UA、Alb、Hb、フェリチン、TSAT、CRP、WBC、好中球、好酸球、pH、重炭酸イオン、Na、K、iP、Ca、iPTH、hHANP、β_2MG｝	☞⑩CTR で溢水（水が溜まっているか）を見る。心電図は不整脈などがあり自動血圧計が使えない場合があるので確認する。 心エコーがある場合は低心機能の有無と弁膜症の有無を確認する。 検査項目は、透析がどの程度必要か、ダイアライザーの不適合がないかを見て透析条件を決定するために必ず確認する。

解　説

　年齢、既往、基礎疾患などの基本情報はもちろんのこと、あらゆる検査の結果から透析条件を決定します。血液感染する疾患は特に注意が必要で血液透析は血液を介する治療となるので、B 型肝炎などの人は B 型肝炎専用の装置を使います。その他、透析中血液凝固によって治療を中断しないためにも血液系の疾患の有無や内服薬などの確認も必ず行います。基本的には使用する血液浄化器は退院先のものと同程度の性能や膜種を選びますが、血液検査等の状態で適時変更します。

Mission 5
患者ファーストを実践しよう

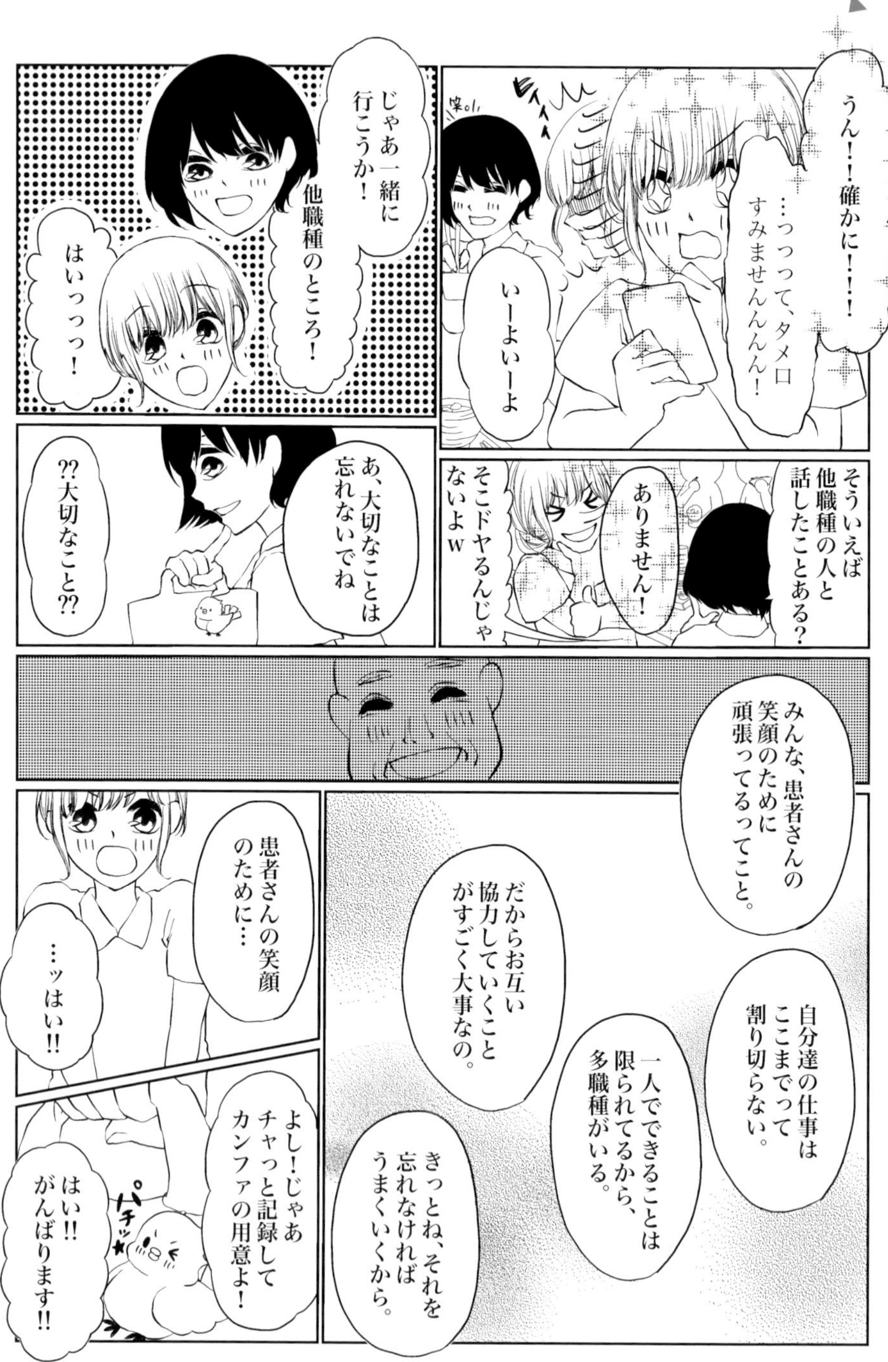
うん！！確かに！！！
…っっって、タメ口すみませんんん！
ヒィィィ
いーよいーよ
じゃあ一緒に行こうか！
他職種のところ！
はいっっっ！
そういえば他職種の人と話したことある？
ありません！
そこドヤるんじゃないよw
あ、大切なことは忘れないでね
??大切なこと??
みんな、患者さんの笑顔のために頑張ってるってこと。
自分達の仕事はここまでって割り切らない。
一人でできることは限られてるから、多職種がいる。
だからお互い協力していくことがすごく大事なの。
きっとね、それを忘れなければうまくいくから。
患者さんの笑顔のために…
…ッはい!!
よし！じゃあチャっと記録してカンファの用意よ！
パチッ★
はい!!がんばります!!

◀スタート

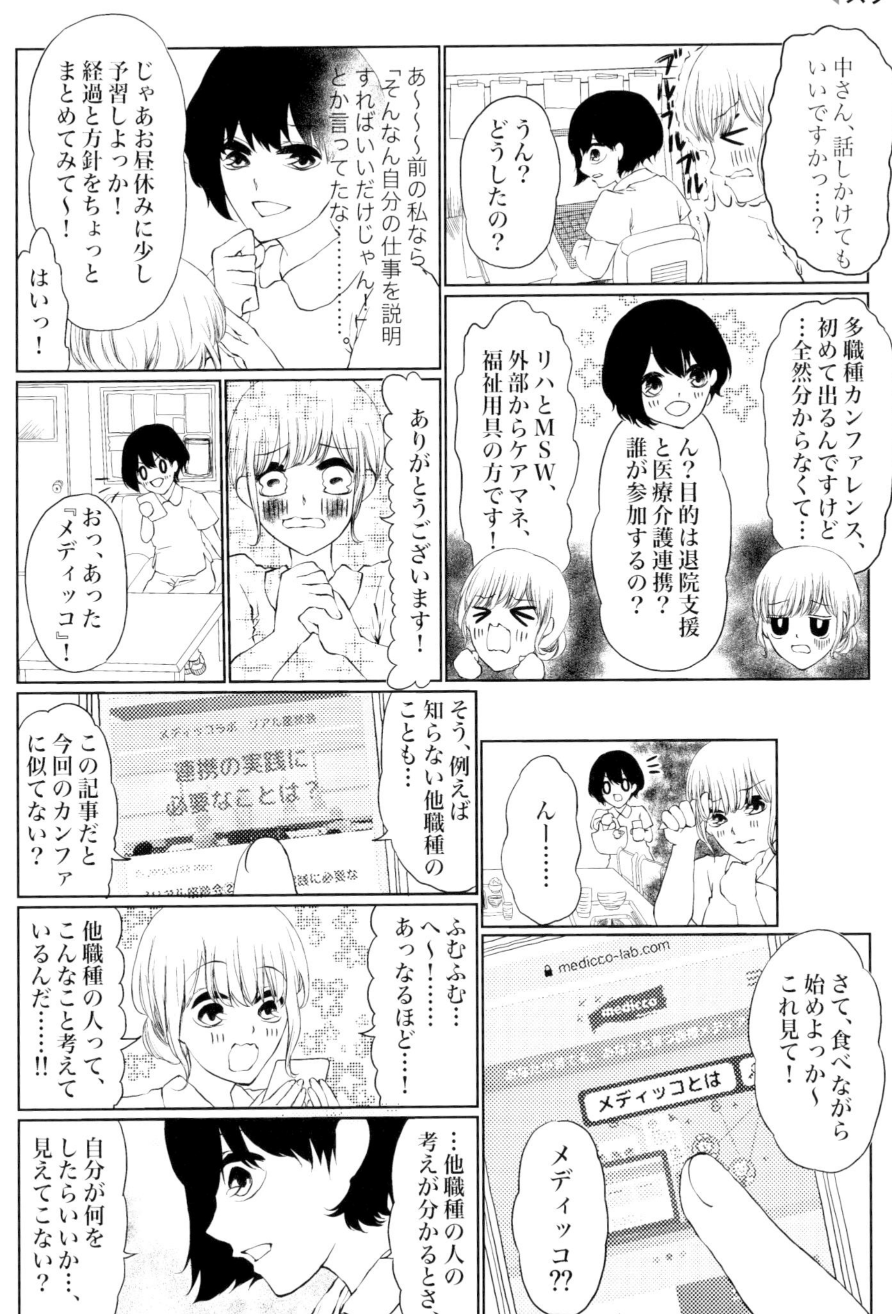

中さん、話しかけてもいいですかっ…？
ブルブルブル
うん？どうしたの？
あ〜〜〜前の私なら「そんなん自分の仕事を説明すればいいだけじゃん！」とか言ってたな………。
じゃあお昼休みに少し予習しよっか！経過と方針をちょっとまとめてみて〜！
はいっ！
多職種カンファレンス、初めて出るんですけど…全然分からなくて……
ん？目的は退院支援と医療介護連携？誰が参加するの？
リハとMSW、外部からケアマネ、福祉用具の方です！
ありがとうございます！
おっ、あった『メディッコ』！
ん〜……
さて、食べながら始めよっか〜これ見て！
medicco-lab.com
メディッコとは
メディッコ??
そう、例えば知らない他職種のことも…
連携の実践に必要なことは？
この記事だと今回のカンファに似てない？
ふむふむ…へ〜！……あっなるほど…！
他職種の人って、こんなこと考えているんだ……!!
…他職種の人の考えが分かるとさ、自分が何をしたらいいか…、見えてこない？

▶上へ

Case 1　脳卒中

事例紹介

A さん　脳卒中を発症し、左片麻痺、半側空間無視を呈した 70 代男性。発症前は妻と二人暮らしをしていた。現在は亜急性期の病棟で、全身状態は落ち着いている。ご飯が食べられるようになれば、回復期リハ病院に転院する予定となっている。

新人 Ns からの相談

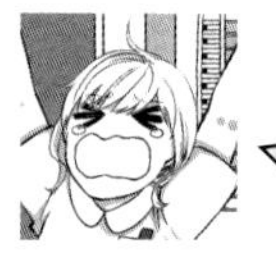

A さん、全身状態は安定してきたのですが、もともと痩せ型なのに食事摂取量も少ないんです。このままだと回復期に転院してもリハビリがうまく進まないような気がして。どうにか食事摂取できるようになって欲しいのですが、どうすればいいでしょうか…。

中堅子　そうね、私も気になっていたところよ。今の栄養状態と食事摂取量はどのようになっている？　また、A さんは食事の時にどんな様子か教えてもらえるかしら？

新人 Ns　この 1 週間で体重減少が 2 kg、BMI は 17.4 です。食事摂取量は平均して 3 割程度が継続しています。食事を残すのは左側に置いているものが多くて、これは半側空間無視（視力には問題ないのに、目に入る空間の半分に気づきにくくなる症状）の影響だと思います。食事への意欲も低いみたいです。

中堅子　なるほど。血液検査や栄養スクリーニングの結果も大切だから、あとで一緒に確認して、必要であればNST（栄養サポートチーム）で検討するようにしましょう。新人 Ns さんが一番気にしている食事摂取量は、もう一度実際の食事場面を観察してみて、A さんが食事についてどう考えているのか聞いてみたほうがいいと思うわ。

新人 Ns　はい！　では、また観察後に報告します！
（新人 Ns は食事中の A さんのところに向かった）

中さん！　食事場面を見たのですが、嚥下食のレベルが合っていなくて食べにくそうだったのと、左半側空間無視の影響か、食事の見落としがありました。また、A さんに話を聞いたところ、食事の見た目が食欲を減退させているようで、「食べにくいし、見た目が悪くて…」と言っていました。

中堅子　実際に観察して話してみるのは大事だとわかったわね！　では、管理栄養士と言語聴覚士に、①**食形態の変更は可能か**、②**食事の見た目を良くすることはできないか**を相談してみましょう。また、作業療法士に、③**食事が食べやすくなる工夫**、④**半側空間無視がある時の食事介助方法**について聞いてみるといいと思うわ。

新人 Ns　ありがとうございます。さっそく行ってきます！

多職種で解決しよう①

管理栄養士（RD）と言語聴覚士（ST）に相談してみよう！

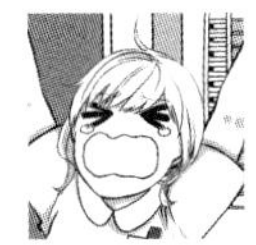

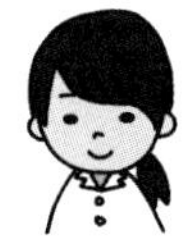

新人 Ns　×　ST みややん　×　RD うめやん

①食形態の変更は可能か
②食事の見た目を良くすることはできないか

新人 Ns　RD うめやんさんと ST みややんさん。今、少しお時間いいですか？　A さんのことでご相談がありまして…。

うめやん　いいですよ！　私たちもちょうどAさんのことを話していたところです。

新人 Ns　ありがとうございます。食事量が少なくて、今後のリハビリのことを考えると心配です。A さんに話を聞いたところ、「食べにくさと見た目が気になる」ということだったので、食形態を変更できないかと考えているのですが、嚥下機能はどうでしょう？

みややん　A さんの嚥下機能は改善してきていますよ。でも、まだ誤嚥リスクに少し懸念があるので、食形態を変更するのには不安が残ります。一口当たりの量を少なく調整すれば大丈夫だと思いますが。

新人 Ns　それなら、食事介助で一口量を統一できれば良いですか？

みややん　そうですね！　それなら食形態を変更できると思います。私も A さんが食事に前向きになれない様子は見ていたので、今度一緒に食事場面に介入してみましょうか。

新人 Ns　ありがとうございます！　あと、食事の見た目も食欲が湧かない一因のようで、RD うめやんさんの視点から、何か工夫はありませんか？

うめやん　見た目も影響していたとは気づいていませんでした。丁寧なヒアリングをありがとうございます！　そうですね、食事の盛り付けを少し工夫してみましょうか。以前はどんな食事が好きだったかを聞いて、おいしく感じてもらえるよう、色みなどを考えてみます。それと、デザートがあると食べる意欲が湧く人もいるので、私から医師に確認して検討してみますね！

新人 Ns　ありがとうございます。それでは、また後日 A さんの様子をお伝えしに来ますね！　勇気を出して相談してみてよかったです！

うめやん　こちらこそ、患者さんの様子を聞けて助かりました。ありがとうございます。

多職種で解決しよう②

作業療法士（OT）に相談してみよう！

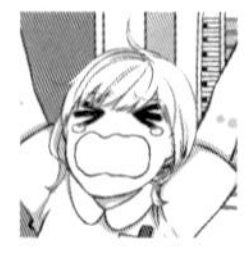

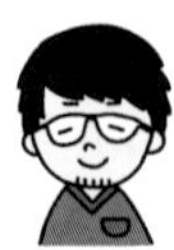

新人 Ns　×　OT 須藤

③食事が食べやすくなる工夫
④半側空間無視がある時の食事介助方法

新人Ns　OT 須藤さん！　脳卒中で入院中の A さんが食事を食べにくそうにしているのですが、何か良いアイデアはありませんか？

須藤　お、新人 Ns さん、ちょうどよかった！　実は昨日、A さんの食事場面を評価したんです。今は普通の食器とスプーンを使っていますが、明日から片手でも使いやすい食器とスプーンに変更しようと思っています。それだけでも食べやすくなるはず！

新人Ns　そんなアイテムがあるのですね！　今後のケアにも活かせそう！　あと、半側空間無視があるのですが、食事介助の時、何に気をつければ良いでしょうか？

須藤　まずは、A さんが食事を見落としていることに気づいているかどうかを確認すると良いと思います。食事の左半分を残していても、本人は全量食べたと思っていることがあるので。また、配膳した時にメニュー全体を把握してもらうため、「今日のお昼は○○と△△と ×× ですよ」と声をかけるのも有効です。トレイの上のお皿の位置を右側に寄せてみるといった工夫も良いかもしれないですね！

新人Ns　なるほど、いろんな工夫がありますね。A さんにはどんな方法が合っているのか探さないと…。OT 須藤さん、今度一緒に食事場面に介入してもらえませんか？

須藤　いいですよ！　そうしたら、A さんの反応を見ながら考えられますね。さっそく明日の昼食から入ってみましょう！

新人Ns　ありがとうございます。心強いです！

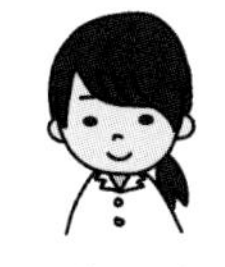

食事は多方面からアプローチしよう！

RD うめやん

Case 2　大腿骨頸部骨折

事例紹介

B さん　大腿骨頸部骨折で入院した 70 代の女性。入院前は独居で、喘息の既往を持つ。痛み止めを飲んではいるが、手術後の疼痛が強く、微熱にてリハビリを数回休んでいる。現在、手術から 2 週間が経過し、介助にて車いすへ移乗している。

新人 Ns からの相談

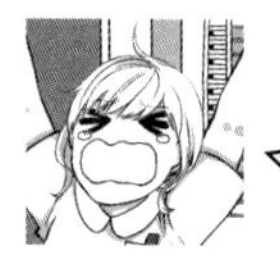

B さん、もともとは自宅退院予定で手術後のリハビリをしていたんです。それが、術後の微熱があり何度かリハビリが中止になったせいか、離床が少し遅れています。痛みの訴えは続いているものの、微熱に関しては大きな問題なく経過しています。PT おおひらさんから、「退院までに杖歩行が可能になるかわからない。自宅退院については、再検討したほうがいいかもしれない」と言われたのですが、どうしたらいいでしょうか？

中堅子　そうね…。リハビリ状況を医師がどこまで知っているかわからないので、まずは医師に状況を伝えましょうか。B さんはクリニカルパスを使用しているので、退院予定日まではあと 2 週間。理学療法士からも、あと 2 週間できる目安などを医師に伝えてもらったほうがよさそうね。それから本人やご家族と相談して、回復期リハ病院への転院なども視野に入れる必要性などを検討しましょう。転院できれば、そこでゆっくりリハビリをしてもいいわけだし。本人の意向をあらためて確認してみましょう。

新人 Ns　わかりました。ひとまず担当医に状況を共有して、今日午後に B さんのご家族がリハビリの様子を見に来られるので、退院についての話もしてみます。

（新人 Ns は担当医のところへ向かった）

～午後～

新人 Ns　Bさんとご家族に、退院とリハビリについて話してきました。まだ１人で家に戻るのは不安みたいで、回復期リハ病院への転院のほうが安心だと言っていました。また、Bさんは手術後の痛みがまだ続いていて、リハビリしたい気持ちもあるけど、身体がついていかないそうです。この状況を担当医に伝えたらいいですか？

中堅子　そうね。リハビリ時の痛みについては、状況を詳しく確認したほうがよさそうね。痛みの出にくい姿勢や身体の動かし方についても理学療法士に聞いてみましょう。痛み止めの調節に関しては薬剤師に相談すべきだけど、Bさんは喘息の既往があったのを覚えている？　鎮痛薬を使う際はかなりの制限があるから、必ず確認してね。それと、医療ソーシャルワーカーや退院調整看護師にも連絡しましょうか。既定の退院支援スクリーニングシート（本人のセルフケア能力や家族状況などをまとめたもの）があるから、一緒に確認しよう。

新人 Ns　はい！　まとめると…理学療法士には①**リハビリ場面での痛みの状況確認**と②**痛みの出にくい姿勢や体の動かし方**を、薬剤師には③**鎮痛薬の調節について**聞いてみる。それを踏まえて医療ソーシャルワーカーに④**自宅退院に必要な準備について**聞いてみる…と。それでは、行ってきます！

多職種で解決しよう①

理学療法士（PT）に相談してみよう！

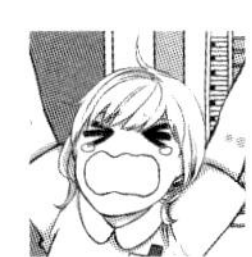
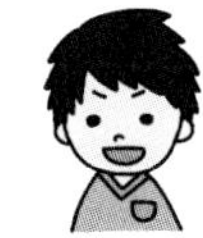

新人 Ns　×　PT おおひら

①リハビリ場面での痛みの状況確認
②痛みの出にくい姿勢や体の動かし方

新人 Ns　PT おおひらさん！　B さんのことなのですが、回復期リハ病院へ転院の方向で進みそうです。それと、痛みが原因でリハビリになかなか前向きになれないみたいなのですが…。

おおひら　おお、新人 Ns さん！　教えてくれてありがとうございます。痛みが続いていることに関して、実は１つ気になっていることがあって。まだ十分に筋力がついていないのに、ベッド上で独自の自主トレをしているらしいんです。それが痛みを助長しているかもしれなくて…。リハビリでも「ほどほどにしましょうね」と伝えてるんだけど、遅れを自覚して焦っているのかな。病棟でも様子を見てもらえると助かります。

新人 Ns　え、自主トレをしていたのですか！　気をつけて観察するようにします。あと、痛みが出にくい姿勢や動き方を教えてほしいです！　生活動作でも痛みの出ないように何か工夫できないかなと…。

おおひら　素晴らしい視点ですね！　B さんにはクッションを使ったポジショニングがオススメです。まだ股関節の伸展角度が不十分なので、仰臥位（仰向けに寝る姿勢）をとると足が浮いてしまいます。寝転がってるのにリラックスできず、筋が緊張してしまうので、痛みを軽減させるのも難しくなります。膝や股関節にクッションを入れ込むだけで変わると思うので、ぜひやってみてください！　それ以外は僕も一緒に考えるから、あとで病棟に行きますね！

新人 Ns　ありがとうございます！　早速やってみます!!

多職種で解決しよう②

薬剤師（Ph）に相談してみよう！

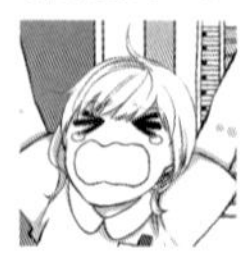

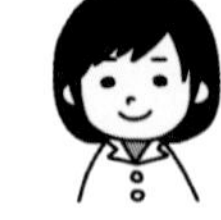

新人 Ns　×　Ph ぽりまー

③鎮痛薬の調節について

新人 Ns　人工骨頭術後のＢさんについて相談させてください。鎮痛薬が頓服で出ているのですが、痛みが取り切れていないみたいで、リハビリが思うように進まないんです。理学療法士は無理な自主トレを心配していました。常に痛いわけではなく、朝起きた直後とリハビリの後に痛みが出やすいので、今はリハビリ１時間前くらいに飲むようにしているそうです。

ぽりまー　そうなんですか。リハビリが進まないことを考えると、痛みは強そうですね。薬の種類や量を変えるなど、考えたほうがいいかもしれません。Ｂさんは薬を飲むことに抵抗があるかどうか知っていますか？

新人 Ns　今のところ定期薬は問題なく飲めていますし、抵抗感は少ないと思います。ただ、喘息の既往があるので、そこがネックかなと。

ぽりまー　なるほど。とりあえず、退院に向けたリハビリを進めるために、痛みに対する不安を取り除いてもらうことを優先したほうがよさそうですね。患者さんからもう少し話を聞いて、鎮痛薬の処方について医師と相談してみようと思います。また、様子を見て気づいたことがあれば、教えてください。

新人 Ns　わかりました。よろしくお願いします！

多職種で解決しよう③

医療ソーシャルワーカー（MSW）に相談してみよう！

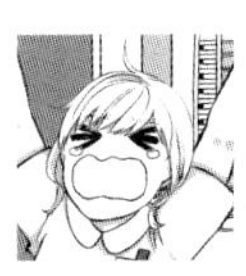

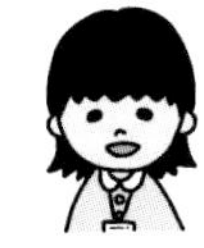

新人 Ns　×　MSW もり

④自宅退院に必要な準備について

新人Ns　当初は自宅退院を希望していたBさんなのですが、本人もご家族もまだ1人で家に帰るのは心配のようで、回復期リハ病院への転院を考えています。術後のリハビリが思うように進んでいないので、本人は杖歩行ができるようになってから家に帰りたいという気持ちが強いようです。

もり　情報共有をありがとうございます。さっき医師から、回復期リハ病院へ転院の方向で対応するよう連絡をもらいました。早速、私も担当のケアマネジャーに話を聞いてみましたが、やはり現状での自宅退院は難しいと感じているようでした。

新人Ns　やっぱり心配ですよね。退院後はどのような生活を目指していくべきでしょうか？

もり　入院前は、伝い歩きでもなんとか生活できるレベルで、入浴も一人でできていたみたいですが、現状だとそれは難しいと思います。具体的なプランについては、明日、転院先の回復期リハ病院を検討するためにご家族に来院してもらうので、その時話し合ってみます。

新人Ns　私も同席していいですか？　退院支援スクリーニングシートも確認してあるので、伝えるべきことをもう一度整理しておきます。自宅での生活については、話を聞きながら勉強させてください。

もり　そうね、一緒に考えましょうね！

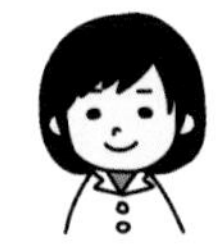

些細な情報も共有しよう！

Phぽりまー

Case 3　うっ血性心不全

事例紹介

Cさん　うっ血性心不全を呈した80代男性。既往に高血圧、糖尿病、慢性腎不全を持ち、週3回透析に通院している。心不全の急性増悪により入院となった。この1年の間で4回目の入院。娘夫婦と4人暮らしで、自宅退院を検討している。

新人Nsからの相談

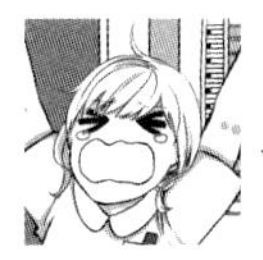

Cさんなのですが、入院前に薬の飲み忘れがあったみたいなんです。退院に向けて、何か対応したほうがいいでしょうか？　最近になって物忘れがひどくなっているみたいで、習慣的でないことは忘れてしまうようです。

中堅子　なるほど、認知機能の低下がみられるのね。介護してもらえるご家族はいるのかしら？　Cさん自身で服薬管理することが難しければ、ご家族に管理してもらう方向で検討したほうがよさそうね。

新人Ns　ご家族は同居ですが、日中は働きに出ているようで、Cさん1人みたいなんです。

中堅子　それなら、薬剤師に服薬を家族のいる時間に変更できるか確認して、それ以外にも飲み忘れを防止する工夫があるか聞いてみるといいんじゃないかしら？

新人Ns　はい！　あ、中さん。認知機能の低下に対してできる工夫ってありますか？　私にも何かできることはないかなと考えているんです。

中堅子　それなら、作業療法士に聞いてみるといいんじゃないかしら？

新人Ns　わかりました！　あと、運動量が少なくて徐々に体力や筋力が落ちているようなんです。これについても、作業療法士に聞けばいいですか？

中堅子　そうね。理学療法士は運動の専門家だから、体全体を使う運動について、作業療法士は生活の専門家で、認知機能低下についての対応も知っているかもしれないわ。運動をしない理由とか、本人の気持ちも踏まえて考えてくれるはず。

新人Ns　そうなんですね。リハビリ職の違いについて、これまであまり深く考えていなかったかもしれません。勉強になりました！

中堅子　ちなみに、透析のシャントはどっち側？

新人Ns　左前腕です。血圧測定は右手でやっています！

中堅子　ドライウェイト（透析をする時に目安にする体重）はいくつ？

新人Ns　たしか、56～58 kg くらいで調整していた気がします。

中堅子　念のため、もう一度確認しておきましょうね。薬の飲み忘れと運動不足の件については、透析室にいるスタッフにも意見を聞いてみましょう。

新人Ns　そうですね！　薬剤師と作業療法士に①**薬の飲み忘れが多いこと**を聞いて、透析室看護師に②**透析時の服薬確認について**聞く、さらに理学療法士には③**運動量が少ないことへの対応**と④**透析患者さんの薬と運動の関係について**聞く…ですね！

中堅子　よし、いい感じね。透析室には臨床工学技士もいるから、忙しそうじゃなければ一緒に相談してみるといいと思うわ。

新人Ns　はい！　では、行ってまいります！

多職種で解決しよう①

薬剤師（Ph）と作業療法士（OT）に相談してみよう！

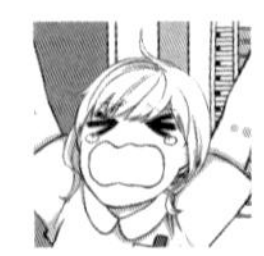
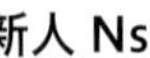
新人Ns　×

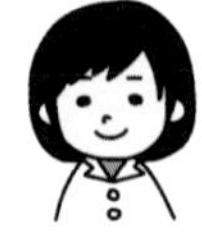
Phぽりまー　×

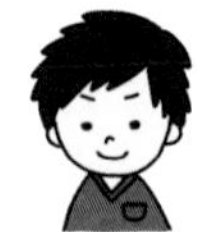
OTばさか

①薬の飲み忘れが多い

新人 Ns　忘れないためにできることは何だろう…。あ、OT ばさかさん！

ばさか　新人 Ns さん。どうしたんですか？

新人 Ns　C さんなのですが、記憶力の低下ってどう対応したらいいんでしょうか？　最近、薬の飲み忘れが気になっていて。

ばさか　C さんはたしか、MMSE（ミニメンタルステート検査）で 17 点だったかな。その場で話はできるけど、2 つのことを同時にやろうとすると片方を忘れたり、数分前のこともポロっと忘れてしまうことが多いみたい。たしか、同居家族がいましたよね？

新人 Ns　はい（思っていたより低いな…）。ご家族はいますが、日中は家に 1 人みたいで。

ばさか　そうなんですね。昼の薬を朝夕に変えるか、介護サービスで対応するか…あ、Ph ぽりまーさんちょうどいいところに！

ぽりまー　あ、もしかしてこの前話していた C さんのことですか？　私もお昼に飲む薬を減らせないか考えたのですが、ゼロにはできなさそうで。しかも結構大事な薬なんです。

新人 Ns　そうですよね。

ばさか　じゃあ、週 3 回は透析で通院しているから、お昼の服薬は透析室の Ns なかのさんに相談してみようか。あと、透析以外の日にデイサービスを利用してもらえるなら、事前にお願いしておくことで内服のチェックはしてくれるはず。僕からケアマネジャーに話してみますね。

新人 Ns　ありがとうございます！　日曜日はご家族が在宅なので、頼んでみようと思います。

ぽりまー　それなら、デイサービスは週 3 回でよさそうですね。かかりつけの薬局に頼めば、朝・昼・夕それぞれ日付を付けて一包化してもらうこともできるよ。一包化できない薬もあるけど…C さんの薬なら大丈夫です。

新人 Ns　そうですね、入院中は一包化なので、退院してからも同じように作ってもらえるよう、ご家族に薬局の情報を聞いてみます。

運動量の少なさも気になっていたので、デイサービスに通う案もよさそうです。本人とご家族に、利用できる介護サービスとして提案してみようと思います。ありがとうございます！

ぽりまー　また何かあればいつでも相談してくださいね！

多職種で解決しよう②

透析室の看護師（Ns）に相談してみよう！

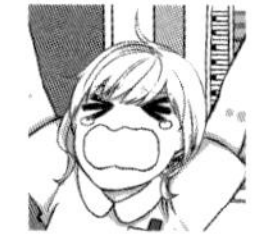

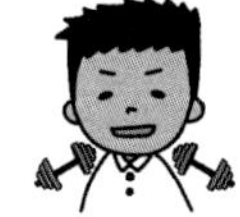

新人 Ns　×　Ns なかの

②透析時の服薬確認について

なかの　お、新人 Ns さん。わざわざ透析室までご苦労さまです。

新人 Ns　Ns なかのさん！　今度、C さんが退院するのですが、どうやら昼の薬をちゃんと飲めていなかったらしいんです。透析で通院する日はここに来ているので、服薬確認に協力いただけないかと思って。

なかの　たしかに、薬の飲み忘れは多かったみたいですね。

新人 Ns　はい。薬剤師に服薬時点の調整ができないか確認したのですが、昼食時の薬は変えられないみたいで。入院を繰り返しているので、どうにか対処できないかなと…。

なかの　なるほど。この方は午後の透析予定だから、来院時に昼食の内容と内服薬についてはチェックできそうです。

新人 Ns　ありがとうございます！　ぜひお願いしたいです。

なかの　もともとそのつもりだったから問題ないですよ。C さんは特に服薬管理が重要ということで、透析室でも共有しておきますね。もし何かあったら、連絡します！

新人 Ns　ご親切にありがとうございます！

多職種で解決しよう③

理学療法士（PT）と臨床工学技士（CE）に相談してみよう！

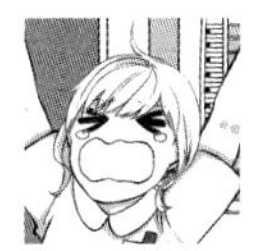
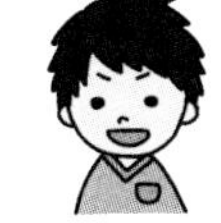
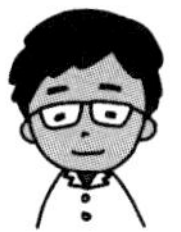

新人 Ns　×　PT おおひら　×　CE 松田

③運動量が少ないことへの対応
④透析患者さんの薬と運動の関係について

新人 Ns　あ、PT おおひらさん、ちょうどいいところに。心不全で何度か入退院を繰り返している C さんの運動量について、どうやって改善したらいいかと悩んでるんです。週 3 回はデイサービスに行くことは提案するつもりですが、透析の日は運動できないですよね？

おおひら　たしかに、退院後の運動量の維持は大事ですね。C さんは運動が苦手なのでしょうか？

新人 Ns　どちらかというと、ご家族が心配して制限しているみたいです。

おおひら　そうだったんですね。では、安全にできる運動がわかれば、C さんもご家族も安心かな。1 つの方法として、透析中に運動することもできますよ。リハビリとしての点数は取れないけど…、透析の時間は長いから、この時間を有効に使えたらいいですよね。

新人 Ns　そんなことができるんですね！

おおひら　あくまで軽い運動だけど。あとは…。

松田　お、この前ドライウェイトを調べていた新人 Ns さん。話を聞いていたけど、透析中の運動は前半だけにしといてくださいね。後半は血圧が下がりやすいので。

おおひら　もちろん！　開始から30分までで考えていますよ。

新人Ns　CE松田さん、おじゃましてます。透析中の運動は、やっぱり危険なんですか？

まつだ　そういうわけじゃないけど、Cさんは血圧が低めで脈拍が上がりやすいから、気をつけてねってこと。

おおひら　そうですね。もちろん本人にも指導しますが、まず安静時の脈拍を測定して運動量を決めないとですね。シャントは左前腕なので、右手首の橈骨動脈が測定しやすいかな。運動の強さは安静時＋30回程度の脈拍（息切れがややきつい程度）に留めましょう。

新人Ns　毎回指導をして測定するのは大変じゃないですか？

おおひら　事前に運動量の目安を確認しておくことにします。そして安全な運動の範囲について、Cさんとご家族にも説明しておきます。

新人Ns　助かります。その時は私にも教えてください！

おおひら　わかりました！

新人Ns　皆さんのおかげで、Cさんのために今できることがわかりました！　退院後のフォローがうまくできれば、今後の再入院の頻度も減りそうです。

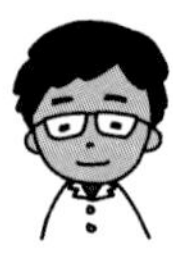

CE松田

各職種が一歩踏み出した連携をするのだ！

Case 4　大腸がん

事例紹介

Dさん　働き盛りの50代男性。大腸がんの術後で、ストーマ造設をしている。今後は抗がん剤の治療を予定しており、落ち着き次第職場復帰を考えている。しかし、ストーマに対する否定的な言動が見られたり、リハビリに対する意欲低下を呈している。

新人Nsからの相談

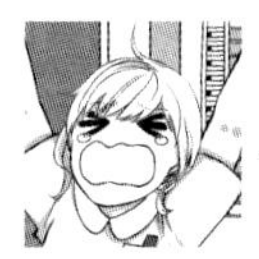

大腸がん手術後のDさんのことで相談があって。ストーマに対して否定的な言動が見られていて、パウチ交換の練習が思うように進まないんです。

中堅子　あら、そうなのね。Dさんはどんなことを言っているの？

新人Ns　「気持ちの整理がつかないし、辛い」って…。

中堅子　大腸がんと宣告されてからストーマ造設まであっと言う間だったから、無理もないわね。

新人Ns　そうなんです。しかも、練習不足が影響して皮膚のただれもひどくなってしまい、痛むみたいです。

中堅子　それは辛いだろうね。便はゆるいのかしら？

新人Ns　水様便が続いています。

中堅子　となると、それが原因で皮膚トラブルにつながっているのかもしれないわね。薬剤によるコントロールができないか、薬剤師に相談してみましょうか。

新人Ns　わかりました！　あと、これから術後化学療法を予定しているのですが、ネットで抗がん剤の副作用を調べて、とても不安になっているようです。下痢になりやすいものがあるとも読んだみたいで、 ストーマの管理がさらに大変にならないか、私も心配です。

中堅子　なるほどね。

新人 Ns　あと、もう一つ。術後のリハビリについても、便のことが気になって集中できないみたいなんです。「やる気にならない…」と言っていました。

中堅子　たしかに、リハビリに集中できる環境ではなさそうね。生活管理の観点からできるアプローチはないかな？　理学療法士と相談してみたら、何か良いアイデアをくれるかもしれないね。生活環境や社会的背景なども考慮していると思うから。

新人 Ns　あんまり考えたことがなかったです。ちょっと聞いてみます！まとめると、薬剤師に①**便性状と痛みのコントロールについて**、②**抗がん剤の副作用に対する不安について**を、理学療法士には、③**リハビリへの意欲をどうすれば向上できるか**を相談ですね！

多職種で解決しよう①

薬剤師（Ph）に相談してみよう！

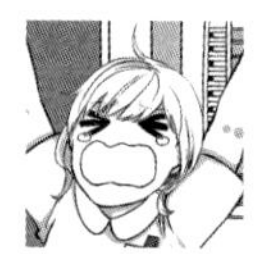

新人 Ns

×

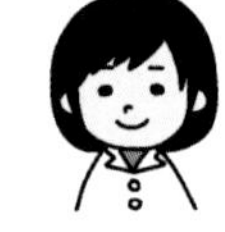

Ph ぽりまー

①便性状と痛みのコントロールについて
②抗がん剤の副作用に対する不安について

新人 Ns　Ph ぽりまーさん！　大腸がん手術後の D さんのことで相談が。ストーマ交換に心理的ハードルがあってうまくいっていないのですが、水様便の影響でかぶれと痛みが出てしまっているんです。

ぽりまー　そう…。それはなんとかしてあげたいですね。

新人 Ns　はい。水様便は薬を使うことでコントロール可能ですか？

ぽりまー　そうですね。排便の性状と量をコントロールすることはとても重要なので、報告いただいて助かります。皮膚炎があるようなら塗り薬も適応になるかも…？　すぐに対応しますね。

新人Ns　ありがとうございます！　それから、抗がん剤治療への不安もあるみたいなんです。ネットで調べて、下痢が続くことを気にしてて。

ぽりまー　たしかに、下痢になりやすい抗がん剤はあるけれど、今回は別の薬剤を使用できるよう、主治医とも相談してみます。

新人Ns　よろしくお願いします！

多職種で解決しよう②

理学療法士（PT）に相談してみよう！

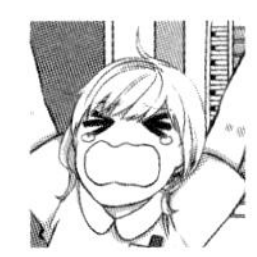

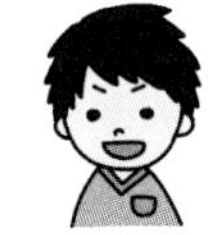

新人Ns　×　PTおおひら

③リハビリへの意欲をどうすれば向上できるか

新人Ns　PTおおひらさん！　Dさんの術後リハビリがあまりうまく進んでいないと思うんです。看護師としてできることはありますか？

おおひら　そうなんですか…。病棟ではどんな話をされていますか？

新人Ns　「(ストーマに対する）気持ちの整理がつかない」「かぶれて痛い」と、あとは…「いつ排泄するのかわからないことも辛い」と言っていました。リハビリへの意欲と関係していそうですか？

おおひら　そうだなぁ。Dさんは職場復帰を考えているから、排泄のタイミングがわからないことをネガティブに捉えているのかも。

新人 Ns　なるほど。Ph ぽりまーさんに便通コントロールを検討してもらっているのですが、他に対処することはありますか？

おおひら　なら、食事について考えてみますか。ストーマによって便がゆるくなりやすいものや硬くなりやすいものがあるから、一緒に見直して、退院後にも取り入れてみるように提案してみましょう。

新人 Ns　ありがとうございます！　それなら看護師からもアプローチできそうです。ストーマから出るガス（おなら）も今後気になるようになると思うので、あわせて対応していきたいですね！

おおひら　大事な視点ですね！　僕は仕事内容やスケジュール、職場環境について情報収集してみますね。入院中から仕事中と同じ環境やリズムを想定して排泄に対応するように考えてみます。下痢が落ち着けば、1 か月くらいで排泄のタイミングを掴めるようになる人が多いから、少し時間はかかるけど一緒に考えてみよう！

新人 Ns　はい！　心強いです！

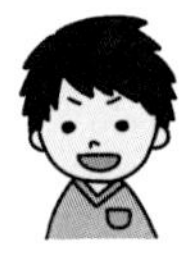

多職種で考えることで解決できる課題がある！

PT おおひら

Column ⑤

歯科衛生士って、けっこう頼れる職種かも…！

歯科衛生士が他の職種と一緒に仕事をする機会は、年々増加してきましたが、それでもまだ十分ではありません。どんな分野で働いているのか、何をすることが得意なのかなど、歯科衛生士の仕事内容や役割を知ってもらうことで、看護師と歯科衛生士との関わりをより密接にしていけるかもしれません。

歯科衛生士（DH）と看護師は、実はとても密接に関わることが可能な職種です

例えばどこで活躍しているの？

ご存知の通り、歯科衛生士は、口腔内や口腔ケアのプロフェッショナルであり、歯科医師を一番近くで支える存在でもあります。そして歯科というフィールドで多くの患者さんと接することで、誰よりも患者さんの口腔内のことに詳しく、一人ひとりの患者さんに寄り添うことが可能な職種でもあります。その力は、例えば介護の現場でも活かされます。

実際に介護福祉施設で働く DH や、訪問診療専門の歯科医院で働く DH は、高齢者の口腔内の状況を瞬時に把握し、その方に合った歯ブラシ指導や口腔ケアを行えるのです。また、体調が変化しやすい高齢者の体調管理やバイタルの確認なども行うことができます。訪問診療では、頻繁に患者さんのご自宅を訪れることで、身の回りや体調に関するささいな変化をも発見することが可能になるのです。

多職種連携が進むとともに同じ医療現場で働いている看護師に劣らぬよう、近年では口腔領域にとどまらず、全身管理も率先して学ぼうとする DH が増えています。その結果、患者さんに問題が発生したとしても、医科・歯科として連携を行うことで早期的な対処が可能になりつつあるのです。

患者さんの口腔内トラブル！ DH に頼ってみては…？

DH は口腔ケアや口腔内のプロフェッショナルとして、その知識を多くの人に役に立ててもらいたいと思っています。例えば、総合病院や大学病院などで働く看護師が入院中の患者さんの口腔ケアで悩んでいるとしましょう。「スワブの使い方がわからない…」「ブラッシング方法はこれで合っているのかな…」「私がケアをする時、いつもこの患者さんは痛そうにしている…」といったよう

なことはありませんか？

若年者と高齢者とで口腔内の状況は大きく異なることが多いため、慣れていない看護師であれば戸惑うことも当然多くあります。そんな時に、是非歯科を頼ってみてください。スワブの使い方から口腔ケアに入る前の準備、入れ歯のお手入れ方法など、患者さんの状態や服用薬などから判断し、適切な提案をさせていただきます。看護師という立場から様々な疑問を投げかけてもらうことでDHとして気がつくことのできなかった問題点が浮かび、多職種連携の第一歩にもつながります。

患者さんの健康のために、専門分野を活かした連携を

「オーラルフレイル」という言葉をご存知でしょうか。これは、口に関する“ささいな衰え”が軽視されないように、口の機能の低下、食べる機能の障害、そして心身の機能の低下にまでつながる“負の連鎖”に警鐘を鳴らした概念のことを言います。

概念の中で言われている“ささいな衰え”とは、「滑舌が悪くなった」「食べこぼしが多くなった」「飲み物を飲むとむせるようになった」といったような症状のことです。年齢を重ねるにつれて顕著になるこれらの衰えに対し、適切な対策を行わずにいると、口腔機能低下症を引き起こし、やがて誤嚥性肺炎などの心身の低下を引き起こすこともあるのです。

このように、今や、口腔領域と全身疾患は切り離せない関係となっており、医科・歯科連携は重要視されつつあります。

病院の中だけでなく、介護現場でも多くの関わりを持てる看護師とDH。目の前の多くの患者さんの健康のために自身の得意分野を活かして連携を行うことが、今後の医療の発展につながるのではないでしょうか。

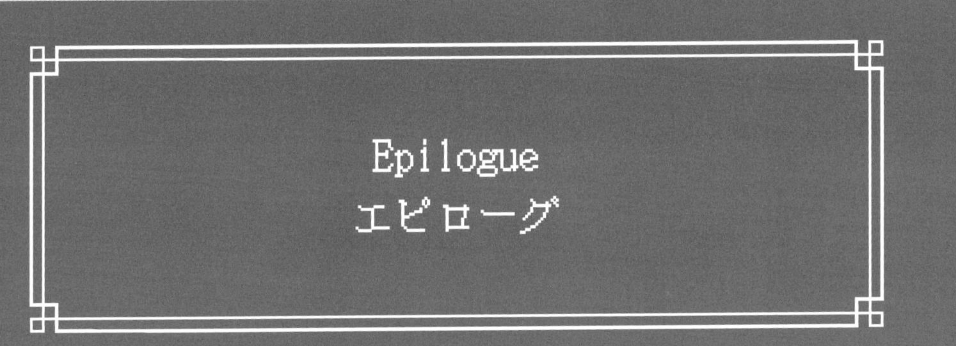

Epilogue
エピローグ

あとがき　座談会

『多職種連携の一歩目』

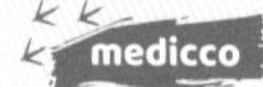

この書籍は看護師さんがよく困る多職種連携の第一歩になる本です。他職種のことを知らない方も、少し知り始めた方も、この本を読んで、現場で悩むアレコレについて解決できる糸口になればと思っています。私たちメディッコは、多職種による多職種のためのサイトを作りました（本書の使い方 p20 参照）。これを読んでくださった読者の皆様、そして職種に限らず多職種連携に悩む皆様に向けて、私たちメディッコメンバーから「多職種連携の一歩目」と題してエールを贈りたいと思います。

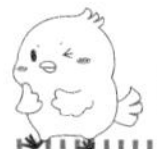

私が実践している多職種連携の工夫

白石（Ns）　細かなところではいろいろとありますが、一番はフラットに、職種としてではなく、一人ひとりの人として関わるようにしています。もちろん、上から指示することもなければ、特別扱いをして下手に出ることもないですね。PT さん・PT の○○さんというよりは、○○さんは PT の知識や技術がある人と最近は意識するようにしています。そうすると、自然と向こうも「○○病棟の看護師さん」という認識から少し変わってくれるように思います。

福地（Ns）　僕はなるべくコミュニケーションをとることを心掛けてます。挨拶はもちろんですが、仕事以外の話も積極的にすることで距離をなるべく縮めたいと思っています。仕事以外のことを話すことでお互いを知ることにつながり、仕事が円滑に回ると思います。

かなこ（Ns）　相手を尊重する！　自分の職種では当たり前のことでもそうじゃないことあるし、自分が知らなくて相手が知ってることなんてたくさんあるから。あとは挨拶かなぁ。「おはようございまーす」から連携が始まるよ！

中野（Ns）　他職種の提案などを否定から入らず、できるところからやっていこうと心掛ける。提案や協力しようと思っても、お互いが協力体制できていないと信頼関係が築けないと思います。

喜多（PT）　できるだけ無駄そうに思えることでも、同じ時間を共有することを心掛けています。例えば、ナースステーションで看護師同士でちょっとした話し合いをしている時に同席して、「うんうん」と参加したり。そういう積み重ねで互いを知れて、当たり前に声を掛けれるような関係になると思ってます。あと、声を掛けてもらえるように隙だらけにしています。

おおひら（PT）　相手のミスを絶対に責めない。あとは挨拶や名前で呼びつつ、患者さんのことを一緒に考えるチームという意識を共有できるように雑談などから入って、できるだけ話しかけやすい雰囲気を作るよう心掛けています。ほかにも相手に興味があるように声かけすることが仲を深める上で大切かなと思います！

たみお（PT）　話しかけやすい雰囲気を作るようにしています。廊下ですれ違う時の挨拶だったり、笑顔だったり。あと、真面目な方には真面目に、フランクな方にはフランクに、と相手によって会話の仕方を変えたりもしますね。相手に合わせて、まずは会話してみることが連携の第一歩だと思っています。

須藤（OT）　他職種のことは良くわからないことばかりなので、とにかく教えてもらうっていう姿勢でいます。相手が新人でも、基本的に相手の考えを聞く姿勢は崩さないようにしています。

えだな（OT）　とにかく名前を名札で確認して、必ず名前を呼んで話しかける！　あと、何かしてもらったらその後またお会いした時にもう一度お礼を伝えるようにしています。繰り返していくと相手にも名前を覚えてもらえて、「リハビリなら〇〇さん」というイメージから相談されることも増えました！　お礼、ほんと大事！

ばさか（OT）　笑顔ではっきりとした挨拶から始めてます！　まずはこちらの

存在から認識してもらうことが第一歩かなと思いますし、笑顔で挨拶されるのがうっとうしいと感じる人はあんまりいないかなと思います！

みややん（ST）　私はストレートに「○○さんの、こんなところが素敵です。」と伝えることを意識しています。伝えない時は、とにかく笑顔対応。笑顔は作り笑顔でもいいんです。お互いにその場を気持ちよく過ごせる、その場の空気を共有できれば連携は進むと思っています。

ぽりまー（Ph）　私が心掛けているのは、名前を覚えることと、最初に（相手の業務の邪魔をしない程度の）簡単な質問をすることです。例えば、施設に薬を届けた時、大箱の栄養剤はどう並べたら取りやすいか聞いたり、頓服薬の管理方法を尋ねたりなど。コミュニケーションのきっかけにもなりますし、相手への興味・関心や、協力姿勢を伝えるのに有効な手段だと思います。

エスオ（Ph）　ちょっとすれ違うくらいでも「おはようございます」や「お疲れさまです」のような挨拶をする。言葉遣いは丁寧に。敬語とまでいかなくても忙しい時に荒い言葉遣いは要らない軋轢を生み出すので。

イサミ（Ph）　自分から相手を知ることと、小さなことでも感謝を伝えることを心掛けてます。

タサモ（CE）　日々のコミュニケーションを続け、ちょっとした冗談が言い合える関係になることで、ちょっとした頼み事や多職種との連携が取りやすくなると思っています。

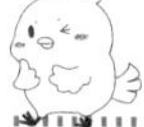

これから多職種連携を始める皆さんへ

白石　多職種連携で大事なことって、結局は基本的な挨拶や礼儀も含まれますが、その基本的なことが出来ていないことも実は多いと思います。簡単で誰でも出来ることだからこそ、若い時から意識づけて、他職種を味方につけてほしいです！

福地　多職種連携と言いますが、基本は人と人のコミュニケーションだと思います。無理に関わる必要もないです。自分のペースで相手に興味を持って関わってみてください。

中野　他職種だと聞きにくかったり、ハードル高いと思いがちですが、どの職種もゴールは患者さんのより良い生活に向けて活動しています。きっと皆さんの仲間になってくれるはずです！「One for all、All for one。一人はみんなのために、みんなは一つの目的のために」

喜多　他職種だけど一つのチームなので、敵対したり、バトったりする必要はありません。みんなで同じ目標を掲げて、それぞれの立場とやり方で進んでいってください！

おおひら　他職種に話しかけるってだけで、ハードルが高く感じるのは誰しもが通る道！　だからこそ相手も気持ちを察して優しく接してくれるはずです！　最初の一歩だけ勇気いりますが、その一歩をぜひ出してほしいと思います！

たみお　千里の道も一歩から！　まずは他職種と話してみるところからです。緊張するかもしれませんが、その殻を破れば、きっとより良い連携を築くことができます！

須藤　お互いに忙しい時はありますが、患者さんのためになることで嫌なことはありません。ぜひ声をかけてほしいですし、一緒に患者さんのことを考えたいと思っています。他職種でも遠慮なく、困ったらすぐ相談してください。

えだな　漫画、どうでしたか？　じゃなかった、多職種連携は「こうしたら相手はどう思うかな？」が第一歩だと思います！　気遣いも配慮もやってみて学べるものなので、最初は緊張するかと思いますが、ぜひ声かけからやってみてもらいたいなぁと思います。（ちなみに声をかけてもらったのがきっかけでデビュー作がそのままこの本に載ってます。声かけ、大事！）

ばさか　ほんの小さなことから多職種連携が始まります！　同期の他職種と関係を作っていることも多職種連携の一つかと思いますので、少しずつ進めて患者さんのためにチームで頑張りましょう！

みややん　できない自分に焦ったり、やってくれない相手に苛立ったりするかもしれません。まずは目の前のことから！

ぽりまー　「多職種連携」という言葉は堅苦しく感じるかもしれませんが、実際の多職種連携は、“すでにそこにあるもの”で、本当にささいなきっかけが入口となります。他職種のことを知ると、自分の職種としての幅も広がりますし、単純に他職種の視点は自分の職種とは違っておもしろい。ぜひ、まずは近くの他職種に興味を持ってほしいなと思います！

エスオ　自分が知らないことを他職種の方が知っていることは多々あります。ちょっとしたことでも聞いてみることから習慣化してみましょう。本当に困った時の連携がスムーズになります。

イサミ　まずは自分のことを満たしてあげてください。自分に余裕ができると、自然と周りに気を配れ、連携につながっていくと思います。

タサモ　多職種の知らないことはたくさんあるので、まずは素朴な疑問を投げかけることで会話をしていってはどうでしょうか。そこからコミュニケーションが生まれます。

ファッツ（Ph）　他のスタッフと距離を近くに持つことです。看護師だから、薬剤師だから、セラピストだから、と自分で仕事を線引かず、患者さんやスタッフのために何が出来るかを考えてみましょう。必ずしも職種ごとの専門性に立脚したものとか、固く考えずに何でも一緒に取り組むことです。気がつけば、いいチームになっていると思います。

現場によっては、他職種と連携することが当たり前になっている場合もあれば、そもそも顔を見たこともない他職種がいるという場合もあることでしょう。もしかしたら、他職種の前に自職種をどうにかしなければいけない！　と思う人もいるかもしれません。

本書がこれから多職種連携を深めたいスタッフのヒントとなり、現場が少しでも良くなることに貢献できれば幸いです。是非、あなたならではの多職種連携を見つけ出してみてくださいね！

現場から学ぼう！
看護師のための多職種連携攻略本

2021年5月5日　第1版第1刷 ©

監　　修　中山祐次郎
編　　集　須藤　誠
著　　者　メディッコ
イラスト　えだな
発 行 人　小林俊二
発 行 所　株式会社シービーアール
東京都文京区本郷 3-32-6　〒113-0033
☎(03)5840-7561（代）Fax(03)3816-5630
E-mail／sales-info@cbr-pub.com
ISBN 978-4-908083-63-1　C3047
定価は裏表紙に表示
装　　丁　三報社印刷株式会社デザイン室
印刷製本　三報社印刷株式会社